長村洋一

JN177596

健康食品で死んではいけない

講談社+α新書
プラスアルファ

はじめに

「お茶で血圧が下がるなら薬を飲む前に試してみようか」「健康食品でダイエットできるならそれがいちばん楽でしょう」「食生活が不規則だからビタミンやミネラルで補うしかない」などと、健康食品はすっかりわれわれの生活に浸透している。

食品由来だから安全、賢く生活に取り入れよう、と考える人は多い。そんななか２０２４年3月、小林製薬による紅麹問題が発覚した。この本を書いている11月の時点で死亡との因果関係を調査中の人が１２１人、５３０人が入院治療を要したと厚生労働省（以下、厚労省）が報告している。なんとも痛ましい事故である。

原因はカビの混入によるものと判明した。健康被害の大きさと機能性表示食品という国の制度のもとで販売されていた製品の事故であったことから、国は早急な改善を指示した。

事故の健康被害者は、有名な製薬会社の製品ならと安心して買っていた人も少なくなかっただろう。しかし事故は起こってしまった。

実は、健康食品では機能性や安全性について何の保証もない健康食品が多く販売され、健康被害の大半はこれらの製品で発生している。

私の大学の教え子が、このような健康食品の摂取による健康被害を訴えてきた。

その日私は、食品学の講義で健康被害の事例をあげた。豊胸になるとうたった健康食品で、「若い女性に危害が多発！」「安易な摂取は控えましょう」と国民生活センターがホームページで注意喚起を行っている事例で、学生にくれぐれも気をつけるよう伝えた。

講義後、女子学生がやってきて、自分も豊胸に憧れてこの健康食品を飲んでしまったと言う。その後は体調不良が続いてつらい状態であった。そして「私だけに起こった現象だと考えていましたが、同じような人がいっぱいいることがわかりました。私みたいな被害に遭わないよう、先生にこの話を広めていただくようお願いします」と頼むのであった。

健康食品の事故は数が多いだけでなく、原因も一つではない。たとえば、すぐ効くと思ったら医薬品成分が入っていて、それが原因でかえって障害を生じさせている。こうした製品だけでも最近5年間で600件近くが販売中止などになっている。

だがその間も、健康食品市場は右肩上がりに伸び続け、2024年には9000億円を超す勢いである。健康食品の広告を目にしない日はないだろう。そこでは、健康診断で検査対象になるコレステロール値や血圧、血糖値から、腸内環境、脂肪、骨、認知機能、老化、睡眠などが改善されるとうたう。われわれ消費者が欲しいと思うものばかりである。

結局、市場とニーズの拡大に安全性が追いついていないのが現状で、解決できていない課題がいくつもある。

- 国の制度のもとにある特定保健用食品（以下、トクホ）や機能性表示食品、栄養機能食品以外の健康食品がほとんどの事故を起こしている。
- 錠剤・カプセル形状の健康食品による事故が多い。
- 医薬品との飲み合わせや過剰摂取でも健康障害を負ってしまう。

ならばどんな健康食品を使えばいいか、医師や薬剤師に相談できればいいが、多くの医療職者は健康食品に対する知識は持っていない。使いたければ自身で見分ける目が必要である。そのため本書では、健康食品で被害に遭わないための基礎知識をさまざまな事例を通してわかりやすく解説している。加えて、私が市民講座でよく相談されるお悩みに現時点で活用できるであろう健康食品をお伝えしたい。

執筆に際し、種々の健康食品問題の検証で明らかになったことや、健康食品の最新研究など、文献検索を改めて行った。

私が食品の安全についての活動を始めたのは、今から20年ほど前のことである。当時日本では健康食品でありながらまるで医薬品顔負けの広告が巷にあふれ、多くの人が健康および経済的被害を被っていた。社会にとって、しっかりした健康食品の情報発信ができる人材の養成が急務であった。

そこで大学での教育・研究のかたわら、全国の医療系の教員に呼びかけ、医療職者を教育対象とした協会を立ち上げた。今、食と健康にかかわる幅広い知識を学んだ1万4000近くの人が健康食品管理士の認定を受け、主として病院で活躍している。この活動を通し、絶えず健康食品の問題を追及してきた過程で知り得た情報を市民講座や医療職者の学会などで発信してきた。

同時に現在、一般社団法人日本GMP支援センターの副理事長として医薬品GMP（適正製造規範）の運用の監査並びに助言を行い、品質の確保と向上に寄与すべく活動している。

本書の章立ては、私が行ってきた市民活動において一般の方々から受けた質問や相談がもとなっている。

第1章では、日頃たくさんの人が愛用している健康食品で、健康に障害をきたしてしまった例などをあげ、健康食品の素材がなぜ毒に変わるのかをお知らせする。

第2章では、ダイエットや男性機能改善、花粉症など売れ行きのよい健康食品で事故が度重なるのはなぜか、業者は効き目を上げるため何をしているのかなどを解説する。

第3章では、体にいいと誰もが信じて疑わないビタミンやミネラルといった必須の栄養素がとり方によっては危険なものになる原因など、基本の知識を身につけていただきたい。

第4章では、医師も期待したがんに対して効くという健康食品も登場するなど、今なお新しい製品が氾濫するなか、それらの検証を行う。

第5章では、普段飲んでいる風邪薬から糖尿病、血液サラサラの薬までが、健康食品によって効きすぎたり効かなかったりしてしまう、日常で大変よく起こる飲み合わせの問題について解説する。

そして第6章では、健康食品の賢い活用法をお知らせする。「お腹の調子をよくしたい」「血圧や血糖値を下げたい」「膝関節や腰の痛みをとりたい」「よい睡眠がとりたい」などの悩みを持つ方に、国が定めた安全性や有効性に関する基準をもとにした保健機能食品から効果が期待できるものをおすすめする。

第7章では、紅麴問題がなぜ起きたのか、私が事故の原因と確信するところを解説する。それとともに、機能性表示食品制度のもとで製薬会社が発売した健康食品でありながら、このような事態を招いた日本の政治経済の根本姿勢を明らかにしたい。

最後の第8章では、ご自身やご家族のために健康食品を見る目をどう養うか、医薬品でない健康食品を安全かつ上手に利用する方法をお伝えする。

本書が、読者のみなさんにとって役立つものとなれば幸いである。

健康食品で死んではいけない／目次

第3章 栄養素のビタミンやミネラルで知っておきたい危険性

第4章 がんを治せる健康食品はない

第5章 薬との飲み合わせがタブーな健康食品

第6章 「悩み」別、健康食品の賢い活用法

第7章　紅麹問題の真の原因と事故発生の深層

第8章 健康食品で命を落とさないために

第1章

身近な健康食品の怖い一面

読者は健康食品に、医薬品のような副作用がなく、安全に健康への願望をかなえてくれそうなイメージをお持ちではないだろうか。ドラッグストアでは、昔から疲れたり弱ったりしている体によいとされているものもあれば、新たに機能が発見されたものなど、種々の健康食品が気軽に手に入る。

しかし、現実はいいことばかりではない。健康食品には怖い一面もあって、何が問題かを明らかにしておきたい。そこで、健康食品でこんなことが起こるのだ、と注意していただきたいことをいくつかの事例を通して解説していく。

1　二日酔い防止でおなじみのウコンでまさかの肝障害

ウコンと言えば肝臓に効く健康食品だと思っている人が多いだろう。ウコンは香辛料としてカレーなどによく用いられるショウガ科の植物である。この中に含まれるクルクミンが、胆汁の分泌を促進し肝機能を改善する効果があることから「二日酔い防止」の健康食品として販売されている。民間伝承でもお酒の前に飲んでおくといいと言うし、確かにそうだと効果を実感している人も多いはずだ。

肝機能改善に関しては、実際にヒトに使って薬の効果・安全性を確かめるヒト臨床試験で効果があったという報告もあり、機能性表示食品としても販売されている。クルクミンには主に動物実験で、肝臓に対する作用以外に、抗菌、血糖低下、抗腫瘍、認知機能改善などの作用が多数報告されている。

脳科学者の茂木健一郎氏による、カレーを食べたときとそうでないときを比較してＩＱが若干上昇するというような研究発表もある。こうしたヒトに対する臨床報告をもとに、高齢者の認知機能改善をうたった機能性表示食品としても販売されている。

カレー好きが多い日本人にとって、いつも食べているカレーのウコンにこんな心地よい研究結果の報告が多いので、ウコンは体によい、と考えるのも無理はない。

日本医師会や国民生活センターが警告する事態に

しかし日本肝臓学会は、肝障害患者がウコンを摂取し始めて３ヵ月後に死亡した例、二日酔い防止のためにお酒と一緒にウコンの粉末をとり続けていた健常な38歳の男性が死亡した例などがあることから、２００３年に全国的な調査を行うことにした。その結果、肝疾患の人が摂取した場合、かえって悪化することが明らかになった。また肝臓学会誌の報告例の中には、死にいたらないまでも重症化したケースが数例あった。

肝臓は種々の栄養素や栄養素以外の化学物質を処理する人体における化学工場のような臓器である。ウコンの成分は、肝臓の調子がよいときならその調子をアップさせる。反対に、調子が悪いときにウコンの成分が送り込まれれば、肝臓という化学工場の処理能力を超え、結果的に調子を整えるどころか負荷になり、肝臓をくたびれさせてしまうのだ。

肝障害の中で厄介なのは、本来病気を治すはずの薬剤でもしばしば薬剤性肝炎を発症させ、ときに劇症化、死にいたることである。ウコンの成分は薬的な働きを持つが、ときに肝臓のお荷物になって調子を狂わせてしまうということである。

アルコールも肝臓という化学工場で処理される。前述の二日酔い防止のためにお酒と一緒にウコンの粉末をとり続けて死亡した38歳の男性のケースなどは、お酒由来の大量のアルコールを処理しているところへ、さらにウコンの成分が処理すべき化学物質となってしまい肝臓が音を上げたと考えられる。

こうしたことから、日本医師会は肝疾患のある人のウコンの摂取に関して注意喚起をしている。国民生活センターも「健康食品の摂取により薬物性肝障害を発症することがあります」と具体例をあげて警告している。

なぜ肝障害が起きるような製品の販売が許されるのか

一方で、ウコンの主成分クルクミンを含有し、肝機能または認知機能が改善することを標榜した機能性表示食品は、２０２４年5月24日現在、管轄する消費者庁に30件の届け出があり、すでにいくつかは販売が始まっている。

肝障害を発症する可能性のあるものを、どうして「効果がある」として販売できるのか奇妙に感ずる人もいるだろう。ここが注意しなければならない点である。**機能性表示食品は基本的に、病院で何らかの治療を受けている人向けに開発されたものではない。**逆に言えば病気の人が使用する前提は考えられていないものなのである。

したがって、クルクミン含有の機能性表示食品の注意喚起事項として「肝・胆道系疾患の治療のために医薬品を服用している方、肝臓で代謝されやすい医薬品を服用している方は医師、薬剤師にご相談ください」と表示されている。

しかし実際、クルクミンは肝臓に負担をかけるので、肝臓病でなくてもすでに何らかの薬を服用している人は、クルクミンを含む機能性表示食品の摂取により肝臓の負担がさらに大きくなる。摂取を控えないと大変な事態を招く恐れがあるのだ。ここが、あらゆるケースを想定し詳細な研究を重ねて作られる医薬品と、健康食品の大きな違いである。

またウコンには鉄が含まれているケースが報告されている。鉄は栄養素の一つだが、肝障害がある場合には肝機能を悪化させてしまうので、摂取は必要最小限にすべきだ。そんな観点からも、肝障害を抱える人にとってウコンはよくない健康食品と言える。つけ加えれば、鉄はウコン以外にも多くの健康食品に含まれている。だから、基本的に病院で肝疾患の治療を受けているような人は、うかつに健康食品に手を出さないのが安全である。

ウコンと一緒に飲んではいけない医薬品

さらに日本医師会は、ウコンと薬の相互作用に関しても専門家のコメントとともに注意を呼びかけている。

「ウコンは血液凝固を抑制することがありますから、血液凝固抑制薬（アスピリン、ワルファリン、ヘパリン、ジクロフェナク、イブプロフェンなど）を服用しているときにウコンを摂取すると、紫斑《しはん》や出血が生じる可能性が高くなると考えられます」として、健康被害の症例もあげている。

私も以前ウコンは肝臓によい、と考えていたが、必ずしもそうではないことがこうして明らかになってきた。

確かにウコンは、インドや中国の伝統医学で古くから用いられ、効果も証明されている。近代医学でも研究で、化学物質のクルクミンが肝臓によいことが明らかになった。そして簡単な動物実験やヒト臨床試験で肝機能改善効果が確認されると、食品だから安全という多くの人の意識もあり、健康食品として世に出てきた。

いったん健康食品としての市場価値を得ると「肝臓によい」という言葉が独り歩きし、やがては「肝臓病にもよい」となった。そこで肝臓に問題のある人までが摂取し、事故が発生してしまう。そもそもウコンをはじめ健康食品は医薬品と異なり、その効果のメカニズムや、どれくらいの量をどのタイミングでどんな人が摂取したら効果があるのか、また副作用はないのか、ということが系統的に調べられていない。多くの人が摂取して初めて問題点が出てくることになる。常識的に大丈夫だと考えられている健康食品は、こうした問題を内在している可能性があるから注意を要するわけである。

肝臓の専門医の名取宏氏も、以下のように安易な気持ちで健康食品に飛びつくことに警告を発している。

「健康食品はへたに研究を行って『効果がない』という結果が出れば、製品として成り立たなくなってしまいます。市場競争下では、サプリメントの製造・販売業者はサプリメントの効果を検証する努力をするのではなく、消費者に効果があるかのように誤認させる宣伝方法を洗練する動機が働きます。効果がないだけならまだしも、サプリメントが害を及ぼす事例もあります。私は肝臓を専門にしているため、原因がよくわからない肝障害の患者さんについて他の医師から相談を受けるのですが、患者さんによくよくお話を聞いてみると摂取していたサプリメントが原因であることもあります」

私もまったくそのとおり、と考えている。

2 血圧を下げる健康茶で、なぜ突然死するのか

ドクダミ茶は健康食品として多くのドラッグストアに置いてあり、インターネット上にもその作り方や飲み方が紹介されている。特に目立ちもしないし騒がれてもいないドクダミ茶だが、なぜか一定数売れ続けている。

それはリピーターがいて、その人たちはおそらく血圧の調子がよくなっているからである。ドクダミ茶は確かに高血圧に効果がある健康食品と言ってよい。ところが、注意をしな

いと突然死につながる怖い一面がある。

私が現在の一般社団法人日本食品安全協会を立ち上げて活動を開始して間もなく、会員の方から問い合わせがあった。

「高齢の女性で特に腎機能が悪いわけでもないのに、血中のカリウム量が６・３mEq／L（基準値３・５～５・０mEq／L）でした。投薬されている薬自体にもそのような作用はなく、しいてあげるなら毎日ドクダミ茶を飲んでいたそうです。ドクダミ茶にそのような可能性はあるでしょうか」という内容である。

私はこう返信させていただいた。

「結論を申し上げますと、ご推察のとおりドクダミ茶によって、高カリウム血症が発症する可能性は十分にあります。ドクダミの乾燥重量１kg当たりのカリウム量は54・３ｇと報告されています。同じ乾燥ドクダミにおけるナトリウムが２１２mgと報告されていることから、この量は極めて高濃度であることがおわかりだと思います。そして、ドクダミの血圧低下や利尿効果の一つの要因としてカリウムが考えられております。しかし、ご存じのようにカリウム値は高くなると突然心停止の可能性がありますので、直ちにその方にお茶の飲用をおやめいただくよう指示されることが重要です」

カリウムが体にそのような影響を及ぼすとは思えないかもしれないが、カリウムの血中濃度は非常に重要な検査項目で、基準値を少しオーバーすると不整脈が発生しだし、7・0mEq／Lを超えると突然死を起こす可能性があると言われている。

この問い合わせの例は高齢者であったが、腎臓に障害のある人もドクダミ茶だけでなく、植物起源の健康食品の摂取は基本的に避けるべきである。腎臓に障害のある人はカリウムの排泄能力が低く、植物（海藻も）自体、一般的にカリウム濃度が高いからである。医療機関でも腎機能が低下している人には生野菜の摂取を制限しているし、血中カリウム濃度は重要な検査項目の一つとなっている。

たとえば、腎機能にまったく問題がなく血圧が若干高いのが気になっていた人が、ドクダミ茶で血圧が正常化したとする。腎機能が悪くて血圧が高い人がそれを聞きつけ、薬で血圧を下げるよりも健康食品のほうが安全だ、などと考えてドクダミ茶を勝手に飲み始めてしまった。するとその人はしばらくして血中カリウム濃度の上昇により突然死を起こすかもしれない。

そうなった場合、ドクダミ茶の飲用を知らずに検死を行った医師は、腎機能が悪かった患者の突然の心停止と判断する可能性がある。

カリウムだけ国から製剤型製品の販売が禁止されている

紅麴問題の発生後、消費者庁が調査を行い、「届出後の機能性表示食品の健康被害情報の収集・評価・報告の実施状況の確認結果について」という報告をしている。この健康被害の届け出の中に3例ほどカリウム値が高くなった、とある。そこには製品が何であるかが公表されていないので想像ではあるが、おそらく何らかの植物性の健康食品と推測される。

カリウムは栄養機能食品として販売することが国の制度として認められている。この栄養機能食品とはビタミン、ミネラルなど必要な栄養素が不足しがちであるときに、それらを補うための健康食品で、ビタミンCなど多くが錠剤、カプセル、粉末などいわゆる製剤型のタイプで販売されている。

しかし、カリウムだけは製剤型製品の販売を国が禁止している。その理由は製剤型の健康食品は過剰摂取になりやすく、カリウムの場合、過剰摂取は突然死というとんでもない結果を引き起こす可能性があるからである。

ところがドラッグストアや通販で、実際には制度の網をうまくくぐり抜けてカリウムの栄養機能食品の錠剤が販売されている。健常人の場合で特に野菜不足の人なら、この錠剤で体調がよくなると考えられる。だが、高齢者や腎機能の低下している人が同じように濃縮された錠剤で体調管理を行おうとすると、突然の心停止ということになるかもしれないから絶対に手を出してはいけない。

3　死者まで出したダイエット効果で人気の葉野菜

アマメシバは、今も昔もインドネシア、マレーシアなどでは栄養のある野菜として食べられている。そんな野菜で死者を出す健康被害が発生している。アマメシバが台湾に輸入されるようになってから、ある程度の量を食べるとダイエットに効果があることが見つかり、その名も「減肥菜」という名称で売られ始めた。

そこでも確かに効果が認められたことで、野菜のままではなく粉末にしたほうが手っ取り早く大量にとれると、乾燥アマメシバの粉末が出回りだした。野菜のなかには95％くらいが水分というようなものもあり、１００ｇの野菜でも乾燥させれば5～6ｇぐらいになってしまうので、大量摂取が容易となる。

適量ならよい効果が得られるが、大量摂取で健康被害続出

この粉末の形での大量摂取を可能にしたことが、非常に深刻な問題を引き起こした。厚労省が把握しているだけで、アマメシバの摂取により台湾で発生した患者数は計２７８人で、うち９人が死亡し、８人が肺移植手術を受けた。

日本でも同じような健康被害が出始めたときに厚労省が即座に対応したが、３人の死亡者が出てしまった。

そのとき健康被害者全員に共通した症状は閉塞性細気管支炎であった。この疾患は肺胞に近い膜様細気管支と呼ばれる部分が閉塞し、咳、喘鳴、呼吸困難などの症状が出るまれな呼吸器疾患である。残念なことに治療しても改善が期待できない場合が多く、野菜だから安心と考えて摂取した人たちは大変気の毒なことであった。

問題点を探ってみると、アマメシバは、マレーシアなどでは炒めたりスープに入れて食べるのが一般的で、１週間に１１６〜２００g程度の量を摂取しているという調査結果がある。ところが、台湾において健康被害を生じた事例では、毎日の平均摂取量が１３１gと大量に摂取していたことが台湾行政院衛生署の調査結果で明らかになっている。

この量は、マレーシア人の摂取量の約5～8倍以上であり、摂取量の違いが健康被害を引き起こした原因であると考えられている。この野菜の食習慣発祥の地であるインドネシアにおいては健康被害が発生していないのに、台湾では多数の死者まで出るような問題に発展してしまった。**適量ならよい効果が得られるものでも、量を間違えると深刻な健康被害をもたらす。**

アマメシバにはパパヴェリン、チモール、ユーフォルビンといった化学物質が含まれている。このうちパパヴェリンは急性動脈塞栓・末梢循環障害・冠循環障害における血管拡張と症状の改善や、胃炎・胆道系疾患における内臓平滑筋の痙攣《けいれん》症状を抑える医薬品として使用されている。チモールも殺菌、防腐剤として用いられる医薬品である。一方、ユーフォルビンは多くの植物に含まれている天然毒素で、腹痛、嘔吐などを引き起こしたり、皮膚につくとアレルギー様の皮膚症状を引き起こしたりする。

実は、こんな怖いものが入っている野菜は特殊な野菜である、と考えるのは間違っている。後述するが、日常われわれが口にする自然の野菜には、種々の天然毒素が少量だが含まれているのが普通なのである。

4 ご長寿の地で食べられてきた野菜に毒が

アマメシバに含まれている少量の化学物質が健康食品として濃縮されてしまい健康被害が出たように、コンフリーにおいても同様のことが起きている。コンフリーはロシア・コーカサス地方原産の植物である。関節炎、潰瘍、あざや打ち身、傷などへの効果が知られた薬草で、若い葉は食用になっている。この地方の人々が長寿であることから、健康野菜として注目された。日本でも長寿に効果があると宣伝され、一時積極的に栽培し、てんぷらやお浸し、炒め物などに調理されていた。

しかし、米国において、コンフリー根の粉末をサプリメントとして常用していた49歳の女性に、肝細静脈閉塞を伴う門脈圧亢進が認められた。肝臓の検査で小葉中心性の壊死と鬱血《うっけつ》が見られ、バッド・キアリ症候群タイプの静脈閉塞性疾患と診断された。ニュージーランドでは、23歳の男性が肝臓の門脈閉塞性疾患および門脈高血圧症を発症し、肝不全で死亡した。

コンフリー摂取中毒による患者の主症状は、急性または慢性の門脈圧亢進、肝肥大、腹痛で、ときに肝不全を発症して死にいたるケースもある。この原因物質はピロリジジンアルカロイドという物質であることが判明している。

厚労省は外国で重篤な肝障害事例が報告されていることから、日本では2004年に野菜としての販売を禁止し、食用の提供も禁止とした。ただ植物図鑑などを見るとよくわかるが、大変きれいな花を咲かせる植物なので園芸用としては売られている。

コンフリーの場合も、少量のピロリジジンアルカロイドの摂取では何も起こらなかったので全世界で食用植物として扱われていた、と考えられる。

5 豊胸を夢見た女子学生が語る被害の苦しみ

国民生活センターは2017年、「美容を目的とした『プエラリア・ミリフィカ』を含む健康食品―若い女性に危害が多発！安易な摂取は控えましょう―」という注意喚起をホームページ上に掲載した。このプエラリア・ミリフィカは、タイ北部などに自生するマメ科の多年生つる植物である。一緒に公開された国民生活センターの報告書によると、「プエラリア・ミリフィカの塊根は若返りの民間薬として知られており、サプリメントや化粧品などに利用されている。俗に、『豊胸によい』『肌によい』『若返りによい』『強壮によい』『不妊によい』『更年期によい』『骨粗鬆症や高脂血症によい』などと言われているが、ヒトにおける有効性については、十分な情報は見当たらない」

とある。そして私は報告書に載っているこの製品による健康被害の甚大さに驚かされた。

「ＰＩＯ－ＮＥＴ（全国消費生活情報ネットワークシステム）に寄せられたプエラリア・ミリフィカを含む健康食品に関する危害情報２０９件における被害者は、ほぼ全員が女性で、年齢別にみると、20歳代が69件（33％）と最も多く、次いで40歳代が42件（20％）、30歳代が41件（20％）、10歳代が37件（18％）となっています。また、全員がこれらの健康食品を通信販売により購入していました。

危害内容は、嘔吐《おうと》、腹痛、下痢などの『消化器障害』や、発疹、じんましんなどの『皮膚障害』が多い中、『その他の傷病及び諸症状』に分類されるものも多く、その内容をみてみると、月経不順あるいは不正出血といった月経に関する健康被害が多くみられました。なお、ホルモンバランスが崩れていると診断されている事例や、当該健康食品の摂取をやめるよう医師から指導されている事例も複数みられました。販売時には特定の期間、毎日摂取し続けて効果がない場合には返金する旨が示されているものもあり、体調不良が起こっても消費者が飲み続けている事例もありました」

「はじめに」で触れたように、大学で食品学の講義の際に、この国民生活センターの注意喚起の話をして、学生たちにくれぐれも気をつけるよう伝えた。すると講義の後でひとりの女子学生が、「先生、この話はぜひあちこちでしてください」と前置きをしたうえで、自身の被害の様子を話してくれた。

彼女は豊胸に魅力を感じて通販で購入し飲み始めたが、しばらくして月経不順になり出したと言う。それでも小学校高学年の頃に胸が少し痛くなって膨らんだのと同じような感じがしたので、「これはいける」と思って飲み続けてしまった。しかし、月経の乱れがあまりにもひどい。これはホルモンバランスが崩れているのでは、と考えて摂取をやめたが、その後も月経だけでなく何となく体調不良が続いていて今も万全ではない。「もうこりごり。なんでこんな製品に引っかかったの」と自分を責めていた。

講義を聞き、「私だけに起こった現象だと考えていたが、同じような人がいっぱいいることがわかり、私みたいな被害に遭わないよう先生にこの話を広めていただくようお願いします」と訴えに来たのであった。

この学生は医療機関にかかっていないので、国民生活センターの危害件数209件（20

１２年度以降、２０１７年4月末日までの登録分）には入っていない。実際の健康被害者はこの何倍もいたと私は推測している。

このプエラリア・ミリフィカには植物性エストロゲン（女性ホルモン）として、同じ植物性の大豆イソフラボン類よりも約１０００～１万倍の女性ホルモン的作用があるとされている。そのようなものを健康食品として常習的に摂取すれば、当然ホルモンバランスが乱れ、種々の症状が出てくることになる。ちなみに国立研究開発法人医薬基盤・健康・栄養研究所の注意書きには「バストアップ、美肌、アンチエイジング、不妊の改善などについての研究は一つも見当たりませんでした」とある。

６　厚労省が指定した重篤な障害を起こす四つの健康食品

プエラリア・ミリフィカが大きな問題となったのち、厚労省は摂取量を誤ると重篤な健康障害が発生する可能性のある健康食品素材に関する検討会を開催した。そしてプエラリア・ミリフィカを含めて四つの健康食品を、製造管理にいたるまでチェックする指定成分とした。

指定された健康食品で二つ目のブラックコホシュは、米国では今でも更年期障害の治療用として用いられているハーブ型健康食品である。だが、プエラリア・ミリフィカのように女性ホルモン的作用がある他、肝不全、肝壊死を伴う肝機能障害、急性肝炎、一過性自己免疫性肝炎、胆汁うっ滞と肝機能障害、急性肝機能障害、亜急性肝不全、重度の筋無力症、皮膚血管炎、完全心ブロック、口唇ジスキネジア、類内膜腺がん、低カリウム血症などと多数の健康障害報告がある。

三つ目のコレウス・フォルスコリーは、脂肪燃焼と筋肉増強によるシェイプアップ効果があるとされる。これに含まれるフォルスコリンという化学成分は脂肪燃焼効果を確かに示す。だが製造方法の違いにより成分含量に大きな差が出やすく、健康障害報告が多く出されている。それは過剰な体重減少、軟便および下痢、悪心・嘔吐、頭痛、便秘、発疹・かゆみなどである。

四つ目のドオウレンは欧米では販売されている。化学成分としてアルカロイド成分を含み、種々の痛みや体調不良を改善するとされる。一方、健康障害として、胆汁うっ滞性肝炎、急性肝炎、薬物誘発性肝障害、接触皮膚炎など多数報告されている。

これらの疾患名を聞いても、そんなこともあるかと軽く考える人がいるかもしれない。しかしプエラリア・ミリフィカで健康被害を訴えた学生もそうだが、一度こうした被害に遭うと、なかなか治らなかったり、自分を責めたりする。健康被害に遭うことは、本当に大変な問題である。けっして軽く考えてはいけない。

7　薬物性肝障害はどんな健康食品で起こるのか

国民生活センターは、健康食品による薬物性肝障害の発症に対して次のように注意を呼びかけている。

「薬の副作用の一つに、薬の服用により肝臓の機能が障害される薬物性肝障害があり、健康食品等でも発症することがあります。発症頻度はまれですが、重症化する場合もあります。そこで、ドクターメール箱に寄せられた健康食品による薬物性肝障害の情報を取りまとめ、消費者に注意喚起することとしました」

薬物性の肝障害に関してはどんな医薬品によって発症しやすいか、という研究報告もいくつかある。たとえば比較的身近な風邪薬、頭痛薬、水虫薬などでも発症することが明らかとなっている。一方、**どんな健康食品で起こりやすいかは医薬品の場合ほど明らかになってい**

ない。ただ国民生活センターが公表した、医師から送られてきた症例は、次のように具体的に書かれている。

【症例1】通販で購入した特定保健用食品の粉末青汁を1回飲用し重症

通販で購入した特定保健用食品の粉末青汁を脂質異常症の改善を目的に1回飲用したところ、腹部に不快感あり。13日後に寒気、15日後に頭痛。同日、検診にて肝細胞の異変を示すAST：858U／L、ALT：1090U／Lと値が高く肝障害を認めた。そのため、当院を受診し、そのまま34日間入院となった。なお、今までに肝障害の指摘を受けたことはなかった。（受診年月：2017年1月、50歳代・女性）

【症例2】知人に勧められたサプリメントを飲んで2～3ヵ月で重症

倦怠感、褐色尿、皮膚の黄染《おうせん》を訴えて当院を受診した。血液検査で、黄疸《おうだん》を示すビリルビンや、肝臓や胆道の病気の変化を示す肝胆道系酵素の値の上昇が認められたため、急性肝障害と診断した。なお、他の検査結果から、ウイルス感染症や自己免疫疾患などによる肝障害の可能性は低いと考えられた。

患者は、２〜３ヵ月前頃から、知人に勧められた３種のサプリメントを使用しており、摂取を中止したところ、ビリルビンや肝胆道系酵素の値は減少した。サプリメント３種に対して血液検査（リンパ球刺激試験）を施行したところ、３種全てで陽性となり、薬物性肝障害と診断し、１ヵ月強の入院となった。（受診年月：２０１５年５月、70歳代・女性）

【症例３】健康食品により血液検査で発覚したときには重症

飲酒後二日酔いがあり、翌日に尿が濃いことを自覚して近くのクリニックを受診した。同クリニックの血液検査でＡＳＴ：３８３６Ｕ／Ｌ、ＡＬＴ：２８６９Ｕ／Ｌと上昇が認められた。それまでに検診で肝機能異常を指摘されたことはなかった。

当科の検査により、アルコールの影響でよくみられる肝炎ではなく、摂取していた健康食品（摂取期間不明）が原因の薬物性肝障害と考えられた。健康食品の摂取を中止し、安静臥《が》床《しょう》で経過をみたところ、再発悪化は認められなかった。その後、外来に移行し、１ヵ月以上経過観察を行った。（受診年月：２０１４年10月、40歳代・女性）

これらの報告を見ると、健康障害が起きている人に共通点は特にない。ただ医薬品の場合に一般的に明らかになっていることとして、大量に服用した人やアレルギー体質の人に起こりやすい、と言われているので、健康食品を摂取する際にはこの点にも注意していただきたい。

8 身近な野菜にも発がん性物質が含まれている

厚労省が毎年発表している食中毒統計の最後のほうに「有毒植物による食中毒発生状況」という欄がある。そこには過去10年間における野菜などの誤食により発生した食中毒の植物の一覧表が掲載されている。

例をあげると、ジャガイモ、イヌサフラン、スイセン、チョウセンアサガオ、バイケイソウ、ハシリドコロ、クワズイモ、スノーフレーク、観賞用ヒョウタン、タガラシ、ユウガオ、ヒガンバナなどの植物名である。

ジャガイモの芽と陽に当たって青く変色した部分には有毒物質が含まれ、食中毒が毎年報告されている。その他の植物は、庭や野にあるどちらかと言えば観賞向きの植物なので、それらを食べる人が本当にいるの？と疑いたくなる。ところが厚労省のホームページには「自然毒のリスクプロファイル」という記事も掲載されており、私でもひょっとすると間違えるかもしれないと感ずる。

ここ10年の一覧表によると、イヌサフランの誤食では13人が死亡している。実はイヌサフランの葉はギョウジャニンニクに、球根はタマネギと混同されやすい。同じく死者を出しているスイセンはその葉がよくニラと間違えられるようである。

自分はそのような間違いはしないと思うかもしれないが、なぜ事故が起こるのか、少し考えてみよう。われわれが通常食べているワラビや白インゲン豆も実は生で食べたら、とんでもないことになる。生のワラビには発がん性物質プタキロサイドが、白インゲン豆にはひどい嘔吐や下痢を発症するレクチンが含まれている。ところがプタキロサイドはワラビをあく抜きする際に消失し、レクチンは加熱で失活するので食べても問題がない状態になる。

身近な食品でも結構作用の強い有毒物質を含んでいるのである。これはわれわれが食品としている対象物が同じ「生き物」である、ということから考察すればしごく当然なこととわかる。なぜなら「生き物」は他の生物の餌になるために生きているのではない。動物なら他の生物に喰われそうになったときには、逃げる、または反撃をすることができる。だが、植物はそれができないので毒を使うのである。

そうした毒素の一部は、量によっては人間の病的な状態を変えることもある。洋の東西を問わず、多くの薬物は植物の成分から発見されている。薬という漢字を草冠に楽と書くのはこのようなところに源を発している。

ところで、種々の化学物質に取り囲まれて生活をしているわれわれにとって、その物質の発がん性の有無は神経を使うところである。そこでエイムス試験という発がんの可能性を微生物で簡単にチェックする方法が開発された。開発者である生化学者、カリフォルニア大学バークレー校のエイムス名誉教授は、人が日常摂取している野菜の中に、この試験で陽性になる物質がどれくらい含まれているかを調べて報告している。

それによれば、リンゴ、ニンジン、セロリ、チェリー、ナス、ブドウ、レタス、梨、梅、バジル、ローズマリー、セージ、ゴマ、ブロッコリー、芽キャベツ、キャベツ、ケール、パセリ、カリフラワー、西洋ワサビなど、健康によいとされている野菜や果物でも、ほとんどすべてに発がん性物質が含まれているとある。それによって殺虫したり虫を寄せつけなくするためである。

エイムス教授は決して人類を恐怖に陥れようとか、野菜の摂取を控えるようにと忠告するためにデータを公表したのではない。彼はこの論文の要旨を、多くの植物がかなり危険な化学物質を含むが、食事でとるとしてもその量は少なすぎるので問題ない、と締めくくっている。

野菜には毒素以外に、β－カロテンやビタミンC、多くのポリフェノールなどが含まれている。だから発がん性物質が入っていたとしても、その作用を消滅させる能力も兼ね備えているのだ。実際に野菜や果物の摂取量が多い人ほど44～45ページ図１が示すようにがんにならない、という報告は非常にたくさん存在する。したがって私もまったく問題にしなくてよいと考えている。

一方、一つ重要なことを思い出していただきたい。野菜として摂取するときにはこのように問題が少ない。けれども、**健康食品として乾燥、抽出、濃縮などの操作を行って大量の野菜を一度に摂取するときには、少量だと無視できた毒素も問題になる可能性が十分にある。**

そこで、昔から健康によいとされている野菜であっても錠剤、カプセル、粉末、濃縮ジュースのような形で大量摂取する場合はそれなりの安全性の検証がされたものでないと、アマメシバのような健康被害が発生する。

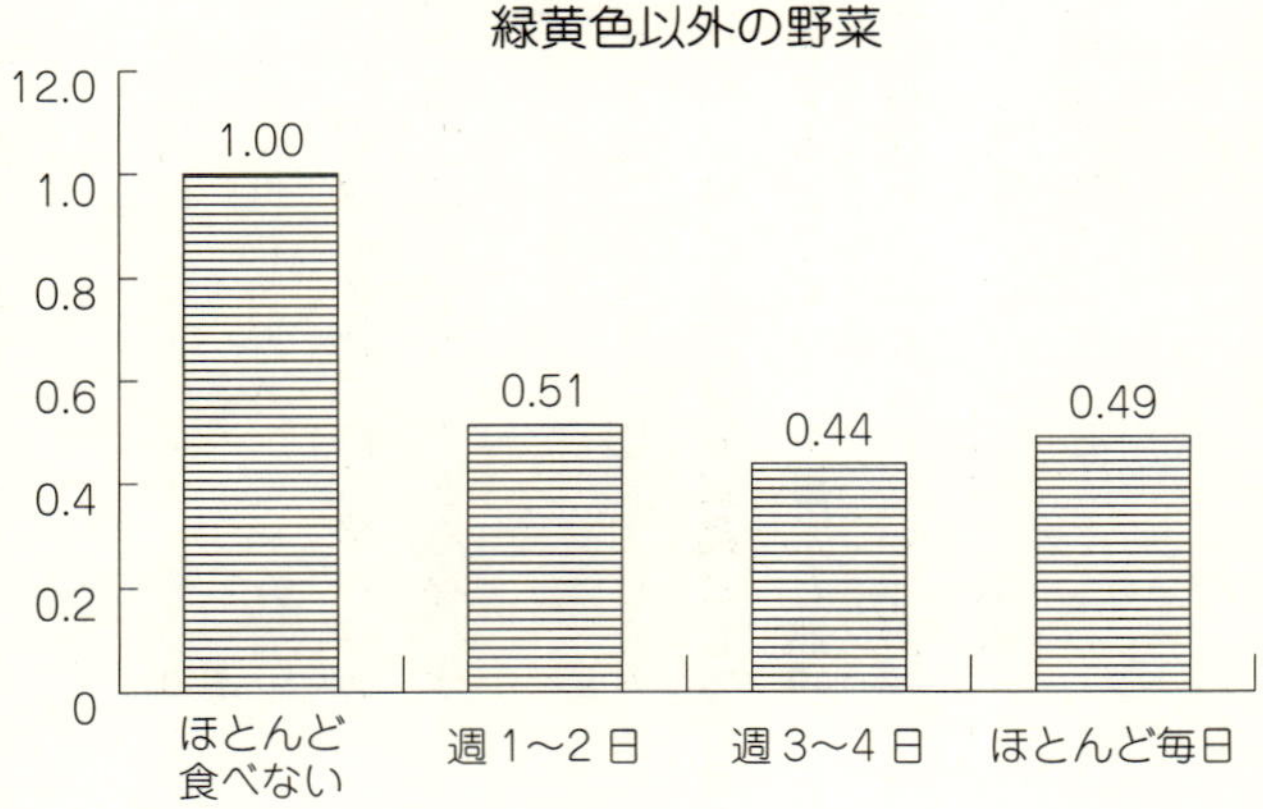
緑黄色以外の野菜
12.0
1.0
0.8
0.6
0.4
0.2
0
1.00
0.51
0.44
0.49
ほとんど食べない
週 1～2 日
週 3～4 日
ほとんど毎日

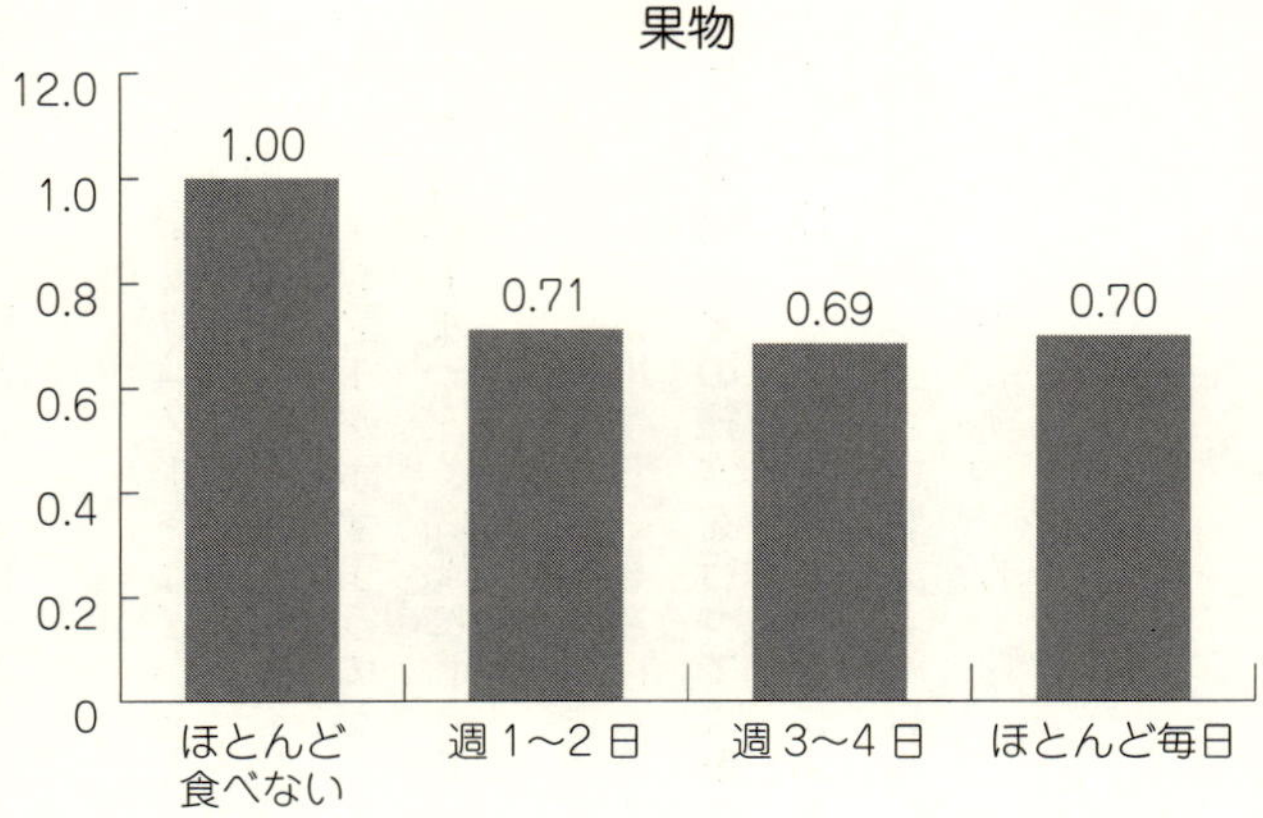
果物
12.0
1.0
0.8
0.6
0.4
0.2
0
1.00
0.71
0.69
0.70
ほとんど食べない
週 1～2 日
週 3～4 日
ほとんど毎日

図1　野菜や果物の摂取量と胃がんの発生率との関係

野菜や果物を摂取している人のほうが、
胃がんにかからないことがグラフからわかる。

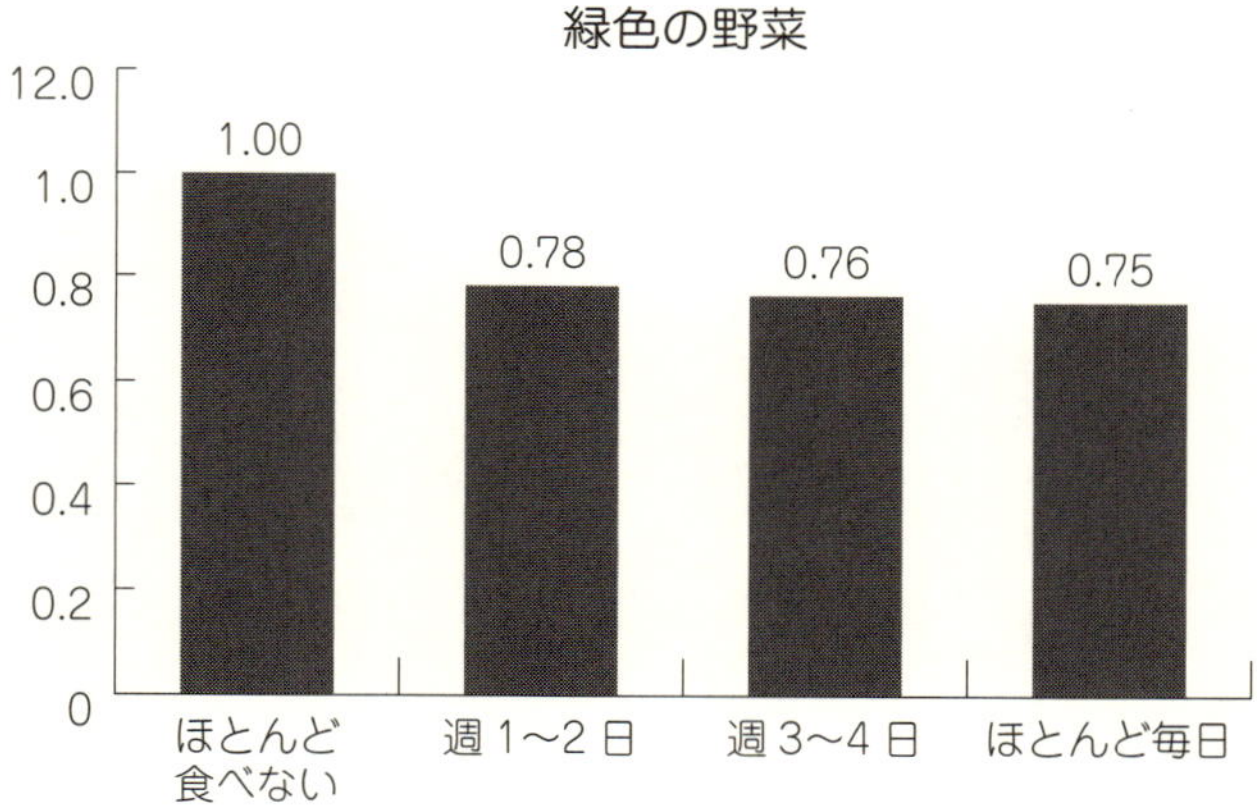

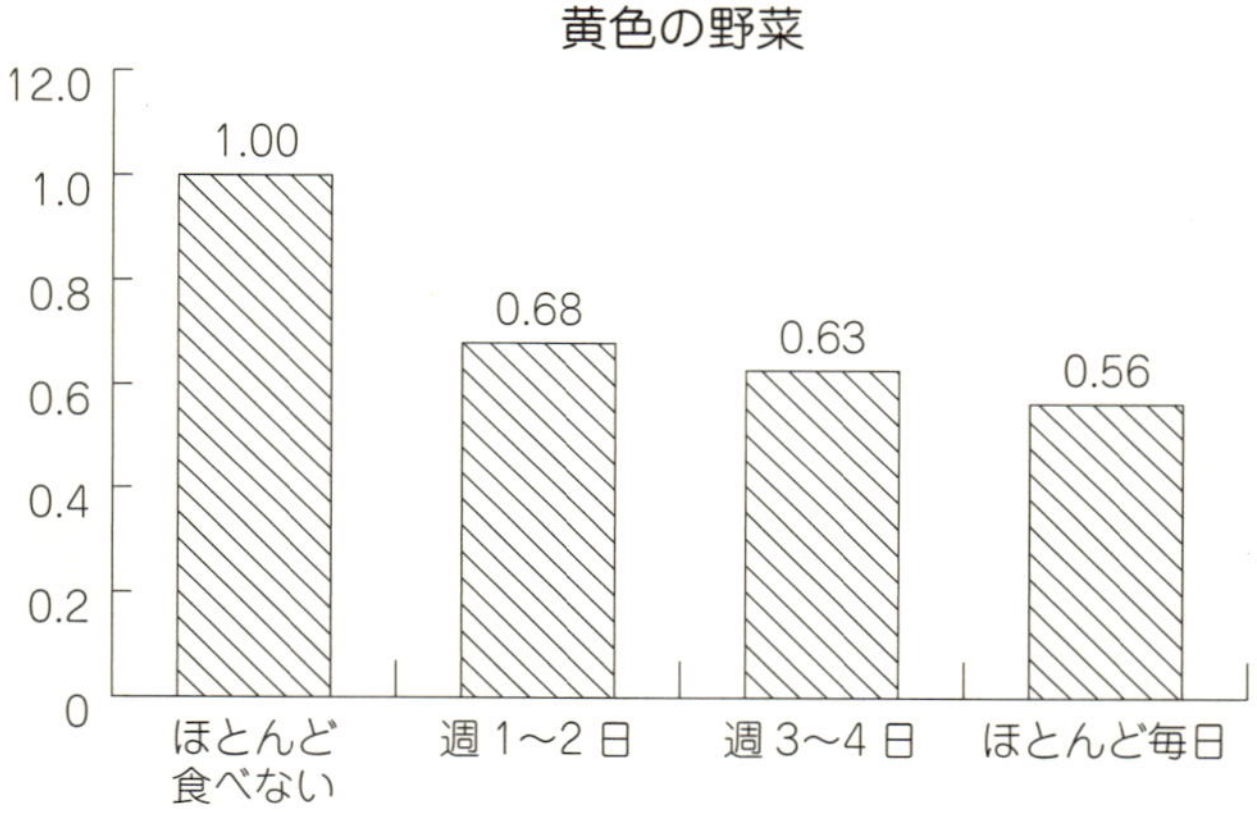

出典　国立がん研究センターの図をもとに著者が作成

第2章

効果のある健康食品のとんでもない裏側

健康食品として販売するにはあまりにも効果が弱いので、業者が表示をせずに医薬品、それも未承認の医薬品を混入させているケースがある。過去にそれで死者まで出るような問題が起きているが、現在も悪質な製品の販売が後を絶たない。実際2018〜22年の5年間で、600件近くにのぼる健康食品が行政処分を受けている。**「薬のように効果のある健康食品」は医薬品、それも未承認の医薬品が入っているかもしれないと絶えず警戒しなければならない。**

1　みるみるやせるダイエット食品ほど怖いものはない

違法な製品で死者まで出し摘発される業者がいても、相変わらずつぎつぎ別の業者によりインターネットなどで販売されている健康食品の一つが、ダイエット健康食品である。これら違法な健康食品による症例報告や警告は、厚労省や東京都、道府県の衛生部、保健所などの機関から年中発信されている。それにもかかわらず事故がなくならないのが現実である。

問題のあるダイエット健康食品は「食べたいものを我慢せず、好きなだけ食べてもやせられます」をうたい文句に、使用前後の女性の写真とともに販売されているものが多い。そんな中でかなり悪質なケースとして、未承認の食欲抑制剤が混入され悲劇となった事故が発生している。

２００5年5月、「天天素」という中国から輸入されていたカプセル入りのダイエット食品によって、都内在住の10代の女性が死亡した。国立医薬品食品衛生研究所で「天天素」を分析すると、日本で唯一の向精神薬で抗肥満薬のマジンドールと、日本では未承認の抗肥満作用のあるシブトラミンなどの医薬品成分が検出された。

マジンドールの医薬品添付文書には、「摂取エネルギー抑制（摂食抑制、消化吸収抑制）及び消費エネルギー促進（グルコース利用、熱産生促進）をもたらし、更に肥満時にみられる代謝変動を改善することにより肥満症を是正するものと考えられる」と記載されている。

当然、医薬品として認められているだけに効果があるのは確かだが、医薬品は使用方法を誤ればとんでもない副作用が現れる。事実、マジンドールについて同じ添付文書に「劇薬、処方箋医薬品（注意―医師等の処方箋により使用すること）」とある。化学薬品として劇薬に分類されているということは、医薬品としては処方箋を要するものだとわかる。

もう一つのジブトラミンは欧米で一時、抗肥満薬として使用されていた。だが、肝障害を主とした強い副作用によって多数の死者が出てしまった。危険な医薬品として現在は禁止されている。こうした医薬品が使われたカプセルを摂取した人から、100人以上の健康被害が明らかとなり、うち1人の女性が肝障害で死亡したのである。

中国製のダイエット茶でも多数の健康障害が発生している。そこで同年、厚労省は大々的な調査を行ってその報告書を出している。そこにはお茶に入れられた医薬品として、マジンドール、ジブトラミン以外に、フェンフルラミンとN‐ニトロソフェンフルラミン、マオウといった医薬品名があげられている。

発がん性物質が混入しているダイエット茶も

フェンフルラミンもマジンドールなどと同じように、中枢神経に働いて食欲を抑制するもので、この薬も副作用が強い。国外では食欲抑制剤として認められているが、日本では特殊な抗てんかん薬としてのみ認められている。

さらに悪質なのはN‐ニトロソフェンフルラミンの混入である。これは、日本の当局がフェンフルラミンを検疫で調べることを知った業者が、フェンフルラミンの検出を逃れるために合成したもの。しかも厚労省によると、N‐ニトロソフェンフルラミンの抗肥満作用は推測にすぎず、N‐ニトロソ化合物というのは発がん性が指摘されるとんでもない物質である。

マオウは日本では医薬品に分類され食品としての販売はできない。一方西欧ではハーブとしての販売が許可されているため入手しやすく、マオウを混入させたダイエット食品も数多く摘発を受けている。

マオウの主成分は喘息などの治療薬としても有名なエフェドリンで、食欲抑制剤としての医薬品ではない。だが神経に作用して、マジンドールと同じような摂取エネルギー抑制や消費エネルギー促進といった働きをする。

こうしたダイエット健康食品による被害の報告は、日本に限らず非常に多い。そこには被害者たち自身が死へ向かっていることを知らずに努力する要素が見てとれる。抗肥満効果がある医薬品を混入した健康食品は、比較的短期間で効果が実感できる。だから、やせたいという女性の悲痛なほどの願望が、すぐかなえられ始める。そこで飲み続けると副作用で体調が悪くなってくる。でも、こんなに効果があるからちょっとくらい体調が悪いのは我慢しよう、と続けているうちにひどい障害が発生し、場合によっては死にいたるのである。

近年でもこれら違法薬物混入による事故は毎年発生している。「1ヵ月で○kg減量」などというコマーシャルにだまされて命の危険を冒さないよう注意が必要である。

2 ホルモンバランスを無茶苦茶にするダイエット食品

われわれの喉にある甲状腺から分泌される甲状腺ホルモンは、食べたデンプンや脂肪をエネルギーに変える細胞の働きを活性化する役割を担っている。そのため甲状腺ホルモンが過剰になると、デンプンや脂肪がどんどん分解されていく。甲状腺機能亢進症（バセドウ病、橋本病）という病気になると、いくら食べても太らなくなるのはそのためである。この話だけ聞くと、肥満の方にはうらやましい現象と考えられるかもしれないが大きな間違いである。

甲状腺ホルモンは交感神経興奮作用を同時に持っている。過剰症になると、心拍数の増加や血圧上昇、ほてりや発汗、手の震え、消化管の働きが過剰になることによる下痢など、交感神経の異常な興奮に起因する症状が現れる。もし甲状腺に異常のない人が甲状腺ホルモンを混入したダイエット健康食品を摂取すれば、ホルモンバランスが乱れてとんでもないことになる。実際、厚労省のホームページには、甲状腺ホルモン混入による事例が次のように紹介されている。

【事例１】個人輸入した中国のダイエット食品で発症

平成12年９月から12月にかけて、複数の医療機関から30〜60代の女性６名が個人輸入した健康食品と称する無承認医薬品（商品名：せん之素こう嚢、発売元：広東恵州市恵宝医薬保健品有限公司）の服用後、頻脈、動悸、暑がり感、手指のふるえ等の甲状腺機能亢進症が疑われる健康被害に関する情報提供があった。国立医薬品食品衛生研究所における分析の結果、甲状腺末が含まれていることが判明した。

【事例２】輸入原料で製造した製品で甲状腺機能亢進症の症状に

平成13年６月19日、兵庫県より情報提供。ダイエット食品と称する無承認医薬品（商品名：ドリームシェイプ、販売元：健美漢方株式会社）の服用後、動悸、手のふるえ、倦怠感の甲状腺機能亢進症が疑われる健康被害について、複数の医療機関から４例情報提供があり、当該品を同県衛生研究所で検査したところ、甲状腺末成分のチロキシン（甲状腺ホルモン成分）が含まれていることが判明した。

甲状腺ホルモンによって乱されたホルモンバランスは、修復にかなりの時間を要し体調不良状態が長く続いてしまうことになる。健康被害に遭われた方々には同情を禁じ得ない。

3 男性機能改善をめざしたら腹上死

中高年の男性の中には、性行為のときの勃起不全に悩んでいる人が少なからずいる。そうした男性を元気づけるためのマムシドリンク、マカエキス、ニンニクエキスのような健康食品は古くからある。

そんな長年の問題を解決するかなり画期的な医薬品が開発された。バイアグラ（シルデナフィル）である。ところが1998年3月末に米国で初めて販売されてのち、わずか7月までのあいだに123人の死亡報告がＦＤＡ（食品医薬品局）に寄せられる。そのうちの18例は性行為中のいわゆる腹上死であった。

ＦＤＡはことの重大さにその死因をつぶさに調べた。その結果、もともと心血管系のリスクの高い人が性行為を行って死亡していたと判明。ニトログリセリンのような併用禁忌の薬を使用中にバイアグラを服用していたことも明らかになった。一方この調査によって、使い方を守れば危険性はほとんどないと判明した。

医薬品として確かに効果があるこのバイアグラを、健康食品に混入させて摘発を受ける悪徳業者が全世界で後を絶たない。勃起不全を改善する製品は比較的高く売れるから、健康食品の世界でも重要な位置を占めている。

日本国内で現在市場に出ている医薬品には、バイアグラ（シルデナフィル）、レビトラ（バルデナフィル）、シアリス（タダラフィル）の3種類がある。健康食品に混入されているのも大体この三つのうちのどれかである。

そこで問題となるのは前述のように、心血管系に問題のある人や、そのためにニトログリセリンを使用している人は、下手をすると突然死するかもしれないということ。また突然、心停止やその一歩手前の状態になったとき、その原因がもし健康食品に入っていたバイアグラだったとしたら、それを知らないまま救急処置を行う医師によってニトログリセリンが投与されれば、本当に心停止が起こってしまう可能性がある。したがって、勃起不全に効果があるとうたっている健康食品には十分注意が必要である。

4 効果も副作用も劇的なステロイド剤混入製品

ヒトの腎臓の傍には小さな副腎という臓器がある。そこから分泌される副腎皮質ホルモンの一つが、ステロイドホルモンである。これは薬として使うと、リウマチやアトピーといった免疫が関与しているとされる疾患に劇的に効果を見せる。

ところが、使用を誤るとひどい目に遭う。副作用で最も深刻なのは、突然ショック死である。ステロイドホルモンは、別名：抗ストレスホルモンとも呼ばれ、ストレスが加わったときにそのストレスを和らげる作用がある。だがこのステロイドホルモンは外から投与されると、自身での合成をストップさせてしまう。そんなときに突然ショック死の危険性は高まる。したがってステロイドホルモンは医師、薬剤師の管理下で使用される処方箋薬である。

ここまで深刻な副作用ではなくても、ステロイドホルモンは免疫抑制作用が強いので、感染症に弱くなってしまい、普段ならかからないような菌で病気が重症化することがある。さらに、糖尿病や肥満、緑内障、白内障、手足や顔のむくみなどの副作用も起こりうる。

しかしステロイド剤は劇的に効果があるので、特にアトピーや関節炎、リウマチなどの症状改善のための健康食品に混入されてきた。デキサメタゾン、プレドニゾロンなどのステロイド剤が多くのケースで使われている。2023年の国民生活センターの注意喚起にも、花粉症に効果があるとする健康茶にデキサメタゾンの混入が報告されている。

アトピー、関節炎、リウマチ、そして花粉症に対し、素晴らしい効果のある健康食品に出合ったら、ひょっとしたらステロイド剤が入っているかもしれないと疑ったほうがよい。実のところ、薬学研究者がすごい漢方薬を見つけた、と大喜びして分析をしたらステロイド剤が入っていた、という話を私自身も今までいくつか聞いている。

5　医薬品混入の健康食品で特に注意すべき副作用

今まで述べてきたとおり、健康食品に医薬品が混入していてそれを知らずに使ったりしたら、取り返しのつかないような事態になってしまうことがある。私は健康食品問題にかかわるようになってから、死なないまでもその副作用で長く苦しんだりする国内外の健康被害事例をいくつも見てきた。被害に遭われた人が気の毒でならない。それだけに、なぜそんな怪しげな健康食品をとってしまったのかということに心を奪われてきた。

過去に少なくとも日本で問題とされ、摘発された健康食品に添加されていた医薬品の一覧を表にまとめてみた（表1）。表の中でここまで説明していなかった医薬品について、簡単だが説明を加える。

強壮・強精の欄のヨヒンビンは、バイアグラが出る以前には最も頻繁に混入された医薬品である。日本では勃起障害改善用医薬品として登録されている。バイアグラと同じように医師の監督下でないと使えない劇薬である。作用は交感神経を興奮状態にするとされ、副作用としては心臓発作を起こす可能性がある。

知らずに摂取した低血糖にさせる医薬品で突然意識不明に

次に肥満抑制のための医薬品で、食欲中枢に働いたり、甲状腺機能を亢進させたりする医薬品についてはすでに説明させていただいたが、表にあるグリベンクラミドはそれらとは違い、血糖降下剤である。血糖降下がどれほどダイエットに効果があるかもわからないのに、このような医薬品を健康食品に混入されたら非常に危険である。血糖が下がることがそんなに問題なの？と思われるかもしれないので、少し詳しくこの問題を見てみたい。

糖分控えめ、糖質フリーなどといったコマーシャルを見たり、糖尿病の人は血糖値が高く

表1　行政によって摘発された健康食品に添加されていた無承認無許可医薬品

よく効くと思ったら、医薬品が混入していた
健康食品だったということがある。

製品に標榜された効果・効能	違法に添加された医薬品成分
強壮・強精	バルデナフィル、シルデナフィル、タダラフィル、ヨヒンビン
肥満抑制	シブトラミン、フェンフルラミン、エフェドリン、マジンドール、N-ニトロソフェンフルラミン、マオウ、甲状腺粉末、グリベンクラミド、ヒドロクロロチアジド、フロセミド、ブメタニド、センナの小葉、フェノールフタレイン
血糖	グリベンクラミド
関節やリウマチ、アトピー	デキサメタゾン、プレドニゾロン、インドメタシン、メフェナム酸

出典　厚生労働省が作成した表をもとに著者が一部加筆

ならないように生活しなければならない、と聞いたりすると、血糖値は低ければ低いほど体によいように思える。

しかしこの考えは大間違いである。体にとって血糖というのは体内のエネルギー源であるからだ。不足したら直ちに各臓器が働かなくなってしまう。もし急激に血糖値が下がったら、意識を失って倒れるから危険極まりない。糖尿病の患者さんの血糖コントロールで最も注意しなければならないのは、低血糖を起こさないことである。

かつて名古屋で、ダンプカーの運転手が低血糖で意識を失い歩道に乗り上げ、通行人をひいてしまった悲惨な死亡事故が発生している。私が留学していたドイツの糖尿

病研究所の病院でも、低血糖で転倒事故を起こす話をいくつも聞いた。

　そこでグリベンクラミドの添付文書には、「重篤かつ遷延性の低血糖を起こすことがある。用法及び用量、使用上の注意に特に留意すること」と警告が記されている。この医薬品は低血糖を引き起こす可能性があり、治療薬として使用して実際に事故が発生した記録が多くある。

　血糖値に異常がない人がこの医薬品を服用すると、低血糖により意識障害が発生する。ダイエット食品への医薬品混入を摘発したのは富山県の保健所である。調査に入った理由が、消費者からの「このダイエット食品をとるとふらふらして意識がなくなりそうになる」という訴えであった。さまざまな場面で事故が起きかねず、本当に危険な混入物であることがわかる。


腎機能が低下している人がとると低カリウム・低ナトリウム血症を引き起こす

　もう一つダイエット健康食品によく混入させられるのが、ヒドロクロロチアジド、フロセミド、ブメタニドといった利尿剤である。利尿剤はもともとむくみをとったりすることが目的の医薬品で、ダイエット健康食品に混ぜてどれほどの効果が得られるかは不明である。

この混入も人によっては副作用で低カリウム・低ナトリウム血症を引き起こす。腎機能が正常でない人が知らずに摂取すると、非常に危険な状態に陥る可能性がある。実際知らずに服用をしていて死亡したケースの報告もあるので十分注意しなければならない。

肥満抑制にあげた健康食品のもう一つの医薬品がセンナの小葉、フェノールフタレインなどの下剤である。混入する目的は食べたものを吸収させないことにあるが、その効果のほども定かでない。これら下剤で重篤な健康被害はない。しかし、現在フェノールフタレインは発がん性を理由に下剤薬として認められていない。にもかかわらず添加されている健康食品は悪質と言わざるを得ない。

表の最後に、関節やリウマチ、アトピーに効果があるという健康食品に混入されている医薬品をあげた。非ステロイド性の抗炎症剤と言われているインドメタシン、メフェナム酸などが混入されることもよくある。これらは知らずに使用しても前に述べたステロイド剤ほど重篤な事態にはならない。だが続けて使うと下痢や悪心、嘔吐などの消化器障害を起こす可能性がある。また、メフェナム酸は注意書きに眠気をもよおすので車の運転を避けるようにと書いてあるが、混入された健康食品では気づかないので事故につながる可能性がある。

以上、医薬品が混入された健康食品の問題点を取り上げてきた。このような不正な製品は、すべてインターネット市場の外国製品か、健康機能を派手に宣伝しているだけの怪しい健康食品である。現在、何らかの形で国が関与している保健機能食品では、ここまでに取り上げたような怖い製品はないことはお伝えしておきたい。

第3章

栄養素のビタミンやミネラルで知っておきたい危険性

本章では、**ビタミンやミネラルなど人間に必須の栄養素なら、とればとるほど健康状態がよくなると考えるのは危険**、ということを知っていただきたい。このことは私たちが健康食品を利用する際に最も身につけていたい基本の知識である。もともと体のためになるものが、摂取の仕方によってはとんでもない健康障害を引き起こしてしまっている。その事例から注意点をお知らせする。

1　健康によい緑黄色野菜の成分が真逆の作用に変わる

健康食品の安全性について考えるとき、私にとっても大きな教訓となったのが、緑黄色野菜に含まれるβ‐カロテンで起きた問題だった。

古くから多くの人が感じていた「野菜が健康によい」というのが正しいことなのか証明するため、まず欧米で、次いで日本やアジアで疫学調査が行われた。疫学調査とは特定の集団の生活習慣から特定の病気にかかったり、病気を防いだりするような現象を起こす因子の研究や分析を行う学問分野である。医学、環境科学などの分野で特に広く行われている調査研究で、コンピュータの進歩により大容量のデータ処理が可能となり数々の新しい発見を生んでいる。

夢の健康食品β-カロテンの大規模実験がなぜ中止されたのか

その疫学調査から、β-カロテンに大変な有用性のあることが浮かび上がってきた。緑黄色野菜を多く摂取する人たちに、種々のがんや心筋梗塞の危険性が低いことが証明された。緑黄色野菜の抗がん作用の共通因子はβ-カロテンであった。

そこから世界中で、β-カロテンを多く含む食品によるさまざまな疾患から体を守る予防的効果を調べる動物実験やヒトへの投与実験が行われ、素晴らしい成果が得られていった。たとえばヒトが摂取したβ-カロテンが、生体内で病気の根源となる活性酸素の発生や過酸化障害を防ぎ、遺伝子（ＤＮＡ）や悪玉コレステロールと呼ばれるＬＤＬの酸化を防ぐことが明らかになった。これらの現象は、がん化や動脈硬化、老化を防ぐことを示唆する。さらに動物実験では、予想どおり発がんを抑え、動脈硬化を防ぐ結果となった。

実は同じように病気を防ぐビタミンとして、ビタミンＡがβ-カロテン以前に知られていた。そこで健康食品として販売されたが、たくさんとりすぎた人たちにビタミンＡ過剰症という障害が発生してしまった。

ところがβ-カロテンは、体内でビタミンAに体が必要とする分だけ変換される。どれだけ摂取してもビタミンA過剰にならないということがわかっていた。したがって1980年代には、β-カロテンが夢の健康食品になると考える学者がたくさんいた。

当時、藤田保健衛生大学（現・藤田医科大学）に在籍していた私は、仲のよかったβ-カロテンの疫学研究における日本の第一人者である公衆衛生学の伊藤宜則教授から、実際こうした話を聞かされていた。私も、β-カロテンはやがて素晴らしい健康食品として世の中に出るに違いないと考えていた。'80年代の終わり頃には研究者によるβ-カロテン礼賛の本まで出版されている。

こうしたなか、世界的な製薬メーカーがβ-カロテンの大量生産を行い、世界中で効果を証明するための大規模な投与実験が行われた。

結果を最初に発表したのはフィンランドの研究チームだった。3万5000人の喫煙者を二つのグループに分け、片方にはβ-カロテンを投与し、もう片方にはβ-カロテンと偽りプラセボ（偽薬）を投与した。当時すでに喫煙と肺がんの因果関係は明らかになっていたので、喫煙者を対象とした実験結果には大きな期待があった。

しかし人々は結果を見て驚いた。わずかではあるが明確な有意差をもってβ-カロテンを投与された人たちのほうに、肺がんおよび心筋梗塞になった人が多かったのである。この最初の発表に対して、世界中のβ‐カロテン研究者たちは何かの間違いではないかと疑ったのは無理からぬことであった。伊藤教授もフィンランドの報告はどこかに間違いがあると思いますよ、と反論していた。

この後、引き続いて発表された米国における5万人以上の規模の投与実験でも、同じ結果が出た。米国では10年計画で行っていた投与実験を、倫理的な理由で中止した。投与されたほうが明らかにがんになる人が多いと判明しているにもかかわらず、さらに駄目押しの実験を続けるのは人道にもとるという理由からであった。

ただ、中国で行われた実験のみがβ‐カロテンを投与された人のほうが効果を示していた。

なぜ、フィンランドと米国の実験が期待に反した結果となったのであろうか？　今では次のように考えられている。

β‐カロテンは病気の根源となる活性酸素を潰してくれる抗酸化能が高く、生体内の酸化を防ぐことでさまざまな効果を発揮している。ところが、その抗酸化物質は必要もないのに大量に存在すると、活性酸素を発生させるプロオキシダント（酸化促進剤）としての作用が

図2　緑黄色野菜に含まれるβ-カロテンの働き

適量であればプラスの作用、
過剰になるとマイナスの作用が出る。

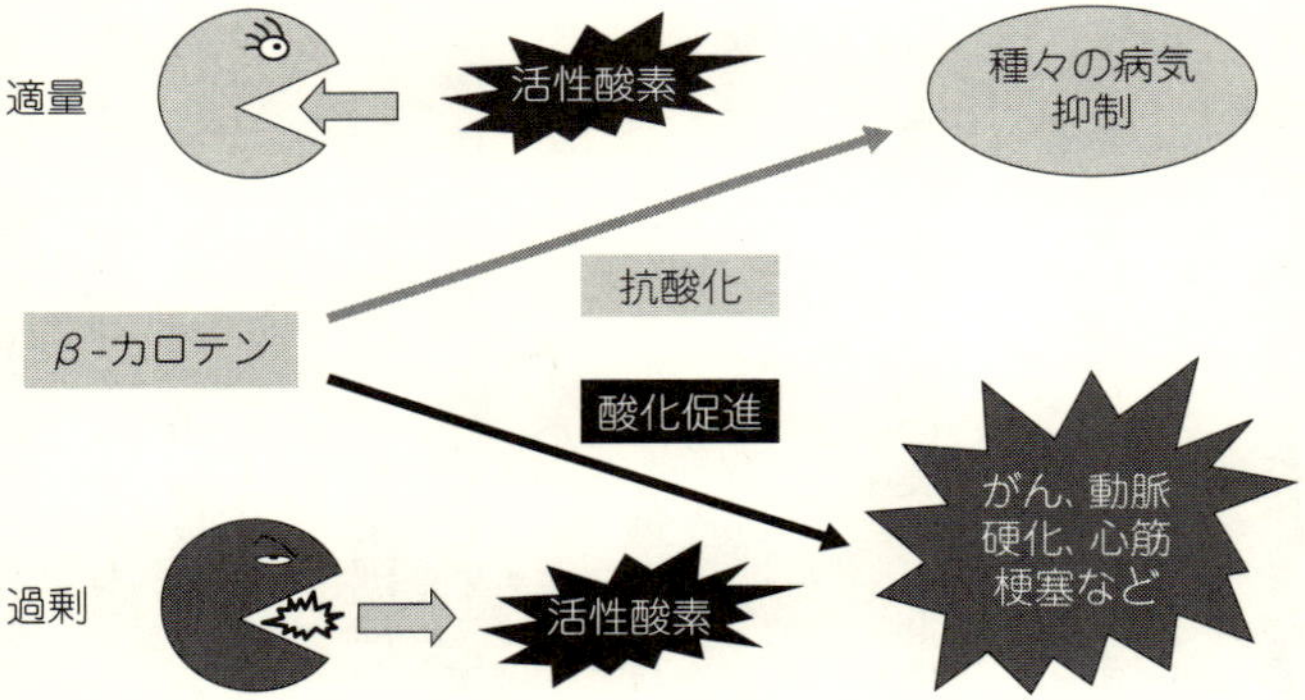

出る。

栄養事情のよい欧米で行われた実験では、十分な栄養素をとれている対象者がβ-カロテンを摂取したので、図2のように活性酸素の発生源となって障害が発生したのである。一方、その当時欧米ほど栄養事情がよくなかった中国においては、抗酸化能が十分発揮され期待どおりの効果が確認されたと言われている。

以上の結果は、健康食品を考えるうえでかなり重要な要素である。まず、疫学調査からβ-カロテンという素晴らしい可能性のある物質の存在が浮かび上がってきた。それならと、ヒトや動物の細胞を使用してさまざまな角度から実験を行い、有用性が確認された。

そこで短期間に行った数々の実験のよい成果をもとに、長期にわたってヒトがβ‐カロテンを摂取した場合に本当に有用かどうかの介入試験と呼ばれる実験が大規模に行われた。

そうしたところ予測外の結果が出た。β‐カロテンの抗酸化作用がマイナスの結果として発現してしまった。以上がβ‐カロテン問題の顛末である。現時点ではなぜ効果が得られなかったのかその原因が判明しているが、投与する前には予測が困難だったということである。


日々食べている野菜や果物ががんを予防していた

ここで思い起こすのは、「毒性学の父」とも呼ばれるパラケルスス（16世紀）の言葉である。

「どんな物質も毒であり、その物質が毒になるかならぬかは、単にその量に依存する」

身近な食塩でも酢でも一定量を超えて摂取すれば体によくないのは明らか。**量が少なければ効果はなく、多すぎれば望まぬ作用が出る。実は健康食品に限らず化学物質で生ずる問題はすべてと言ってよいほど、この言葉で説明がつく。**第１章で取り上げた野菜のアマメシバが、食事でとる量くらいでは事故は起きなかったことなどもこれに該当する。

もう一点、β-カロテンの件から注意しなければならないことが見えてくる。β-カロテンを健康食品として開発することが役に立つ、と多くの学者に考えさせた根拠となった疫学調査がある。それは野菜や果物の摂取とがんの疫学研究で、44~45ページの図1は国立がん研究センターの研究結果だが世界中で現在も調査が行われている。

図を見ると、野菜や果物を摂取している人のほうが、明らかに胃がんにかからないことを示している。β-カロテン単独ではなく、食品としてβ-カロテンのような健康機能のある物質を摂取することの重要性が感じられる。

一方今でも、ある物質の効果が判明すると、そればかりを摂取する事態になりかねない。最近では、健康食品の多くが抗酸化を売りにしている。ある食品に抗酸化性が認められると、動脈硬化予防、老化遅延、がん予防、しみの発生抑制などとパッケージに書かれた健康食品が多数出回る。その物質を大量に長期間摂取し続けたときにどんな結果になるかは、β-カロテンのときと同様誰も知らない。

夢の健康食品に対して消費者は冷静でいなければならないと考える。医薬品と違って食品として出回っているものに対し、社会としても、的確な医学的知識で対象者を観察し、その異常に早めに気づくことができる人材の確保が健康食品の世界に望まれる。

2 必須アミノ酸でも過剰摂取すれば重大な副作用が出る

必須アミノ酸の一つトリプトファンは、睡眠と日内リズムに関連のある神経伝達物質のセロトニンやメラトニンに代謝される重要なアミノ酸である。日内リズムとは多くの生物が持っている約24時間周期の生理現象のことで、睡眠や覚醒をくり返すのも日内リズムによる。

私はトリプトファンの研究をやっていたことから、何度か飲んでみたことがあるが、大変気持ちよく眠りにつけたと記憶している。トリプトファンはこのスムースな睡眠導入作用が注目され、'80年代の終わりに米国を中心に睡眠導入のための健康食品として爆発的に売れた。

しかし大量に摂取した人に、血液中の白血球の一種である好酸球の急激な増多と非常に強い筋肉痛を伴う症状が多数見られ、死者も45人にのぼる大きな事故となった。その症状から好酸球増多筋肉痛症候群（ＥＭＳ）の疾患名がつけられている。

米国のＦＤＡはトリプトファンの健康食品としての販売を停止させ、全製品の回収と調査を指示。このとき原因は、Ｓ社の製造したトリプトファンに含まれていた不純物であるとの結論が出された。

１９９２年に名古屋で開催された国際トリプトファン研究会では私が事務局長を務め、シンポジウムのメインテーマの一つとしてＥＭＳを取り上げた。ＦＤＡの関係者も多数参加し、ここでも原因は不純物による、という結論を出した。

健康食品の問題点を具現したトリプトファンの事故

ところが、真相は不純物ではなく別のところにあったとのちに判明する。不純物が原因であるとの結論にいたるまでの経過をまとめると次のようになる。

米国で多数の健康被害が発生し、ＦＤＡの調査によって、Ｓ社の製造したトリプトファンに若干だが不純物の混入が明らかとなる。ちょうどそのＥＭＳの発生後間もなく、スペインでも化学物質による中毒があり、原因となった物質の化学構造が不純物と類似していることが報告された。そこから、疫学調査と若干の動物実験を根拠として、ＦＤＡはＳ社の製造したトリプトファンに含まれる微量の不純物が原因であるとの結論を出した。

しかしその後、次のような検証作業によって不純物が原因ではないことが明らかになっていく。

①化学構造が判明した不純物によるネズミを使った動物実験の結果では、Ｓ社のトリプトファンを飲んだ場合の８００倍もの量でやっと症状が出る程度であった。これはネズミとヒトという種の違いがあったとしても少し差が大きすぎる。
②Ｓ社の製品でなく不純物の混入していないトリプトファンでも、大量投与によって同じ症状が報告されていることが文献的に明らかになった。
③Ｓ社の製品が出る以前に、すでにトリプトファンの投与によってＥＭＳ様症状が出ている報告が見つかった。
④ある種の神経系医薬品とトリプトファンとの併用で、ＥＭＳ様症状が誘導される報告があった。
⑤ＦＤＡがＳ社のトリプトファンが原因と結論づける際に取り上げた論文には、Ｓ社以外のトリプトファンでＥＭＳを発症したケースが数例あったことも報告されていた。にもかかわらず集計データから除かれていたことが明らかになり、疫学調査の方法にかなり致命的な誤りがあったと判明した。
⑥米国と国境を接しているカナダで、医師の処方箋のもと睡眠導入剤として適量のトリプト

ファンを服用していた人たちがいたが発症者はいなかった。

⑦さらには、トリプトファンがまったく関与せずに発症するEMSが存在することなどが明らかになった。

以上のような事実から、現在はトリプトファンによるEMSに関して不純物説は否定され、その摂取量と摂取者の体質に起因すると考えられている。

ところでこのトリプトファンの事故の真相は、β-カロテンと並んで健康食品の問題点を見事に具現している。それは**医薬品と同様に、適量で効果が出る化学物質は、その摂取量を超えると体質、個体差、環境などにより必ず副作用が出る**ということである。

ドイツやカナダなどでは、医師の処方で睡眠導入剤として現在も一般に使用されている。トリプトファンは確かに食品の一成分だが、睡眠導入効果は医薬品並みに得られるということである。

必須アミノ酸であれば少々の摂取なら安全と考えるのは一般的心理としておかしくない。しかし、現実には大量投与により事故が発生してしまった。

今一度、**「食品だから安全」という思い込みがいかに危険であるか**意識していただきたい。

医薬品として扱われていたＣｏＱ10、α‐リポ酸が野放し状態に

最近、種々のビタミンのみならず、ＣｏＱ10、α‐リポ酸など以前は医薬品として扱われていた物質が健康食品として販売されるようになっている。多くのビタミンは栄養機能食品として法的に摂取上限量が規定されている。しかし、ＣｏＱ10やα‐リポ酸などは一般食品の範疇に置かれているので、摂取上限量に関する法的な規制もなくまったく野放しの状態である。

そのためダイエット食品などで、α‐リポ酸が医薬品としてであれば上限を超えるような量の摂取が行われ、２型糖尿病症状を発症したという報告がいくつもある。「食品＝安全」という考えで健康食品を扱ってはいけない。トリプトファンの事故のように大事にはいたらなくても過剰摂取による障害は必ず発生する。どんな物質も毒になるかならないかはその量に依存するからである。

少し話はそれるが、このトリプトファンの事故を契機に、遺伝子組み換え食品への誤解が、消費者の危険意識を煽る人たちによって蔓延してしまうことになった。

事故から間もなくして、Ｓ社のトリプトファンにＥＭＳの原因物質である不純物が含まれ

たのは、「枯草菌の遺伝子組み換えを行ったことと精製過程が不十分であったため」と結論づけられた。

そこで、遺伝子組み換え食品による世界で最初の死亡事故が発生した事例としても注目を浴びることとなった。遺伝子組み換えという技術の導入により発生するかもしれない新たな危険性の一つとして取り上げられたのだ。さらに、遺伝子操作を行った際に不純物の生成が予測できていなかったことが、遺伝子操作が引き起こす不気味な現象としてのイメージ作りに大きな役割を果たした。

しかし、実のところ問題はS社のトリプトファンが原因ではなく、使用方法にあり、その不純物は遺伝子組み換えによって生成したものでもなかった。つまり遺伝子組み換え食品の危険性の根拠とはなり得ないのであった。

以上のようにトリプトファンの事故の真相が不純物ではなく、使用方法の誤りが原因だったことが明らかになってきた過程を振り返ると、健康食品の世界にも「表示、販売方法、使用方法に関するアドバイス」などに対する法的な制度が確立され、その的確な使用に関するアドバイザーの存在が望まれる。

3 体内に蓄積される脂溶性ビタミンが胎児にも影響

ビタミンには水溶性ビタミンと脂溶性ビタミンがあり、水溶性ビタミンは一般的に少々過剰に摂取しても比較的すみやかに体外へ排出される。一方、脂溶性ビタミンは脂肪組織に蓄えられて体内で過剰になりやすい。この脂溶性ビタミンにはA、D、E、Kの四つがあり、特にビタミンAとDは次の例のように、過剰摂取による障害が多く報告されているので注意していただきたい。

【ビタミンA】妊婦さんにとってとりすぎ要注意のビタミン

ビタミンAは眼の網膜にある視細胞が光の信号を受け取るとき重要な働きをするビタミンで、欠乏すると夜に視力が極端に低下する。また、細胞のがん化を抑制したり、肺や腸、尿路の内壁や皮膚を健康に保ち、感染防御にも役立っている。

そのビタミンAは体内で過剰になると、皮膚の乾燥、脱毛、唇のひび割れ、骨の脆弱化、頭痛、血液中のカルシウム濃度上昇、頭蓋内圧の上昇、さらには肝臓を肥大させ肝機能を悪くする。

過剰にならないよう特に注意を要するのは、妊婦さんである。妊娠3ヵ月頃までに過剰に摂取すると、胎児期の頭蓋―神経堤組織に影響を与えてしまうからだ。この組織は最終的に頭蓋、顔面、歯などを構成する重要な組織基盤で、ここに奇形を生ずる可能性がある。

妊婦さんの場合、ビタミンの葉酸をとるよう一般的に指導される。このときよかれと他のビタミンも入っているマルチビタミンを摂取すると、その中にビタミンAが多く含まれていることがある。また貧血ぎみな妊婦さんが貧血を改善しようと肝料理をたくさん食べると、この場合もビタミンA過剰になる可能性がある。この点をぜひ覚えておいていただきたい。

魚釣りが趣味という人にぜひ注意していただきたいのは、イシナギという魚である。この魚の肝臓にはビタミンAが極端に多く含まれている。肝臓を食べてビタミンA急性中毒を発症したという報告は多い。イシナギの肝臓は食品衛生法で禁じられているので店頭では販売されないが、大物釣りなどで釣って勝手に調理するときは気をつけたほうがよい。

【ビタミンD】骨から免疫まで不可欠なビタミンだが、過剰摂取の影響も深刻

脂溶性ビタミンのビタミンDは、骨の健康のためになくてはならないビタミンである。その働きは、骨を形成するカルシウムとリンの吸収を促進し、さらに血液中のカルシウム濃度の調節をしている。血液中のカルシウムは骨への供給源になるだけでなく、神経伝達や筋肉の収縮、細胞内の情報伝達などの機能に重要な役割を果たすので、このビタミンによるカルシウム濃度の維持は重要である。

また最近の研究では、体内へ入ってきたウイルスや細菌を取り込み死滅させたり、がん細胞を死滅させたりするマクロファージという免疫細胞や、細菌やウイルスを攻撃するペプチドの産生を活性化していることが明らかになってきている。実際に血液中のビタミンD濃度が高いほど風邪をひきにくいという報告もある。

しかしビタミンDを過剰摂取すると、腸管からのカルシウムの吸収が促進され、血中濃度が高くなり、あちこちの臓器にカルシウムの沈着が始まる。そのことから、食欲不振や悪心、嘔吐、昏睡といった症状が起きる。特に腎臓に大量のカルシウムが沈着すると腎障害を発症させ、重篤になると腎不全、尿毒症を起こしてしまう。栄養素であってもこのような過剰摂取は大変危険である。

4　医師の監督下で多数の死者が出たプロテインダイエット

米国で1977年に、ダイエット中の女性58人がわずか半年のあいだに死亡するという事故が発生した。死亡した女性たちは、コラーゲンやゼラチンを加水分解して製造されたプロテイン（タンパク質）飲料でダイエットを行っていた。一日の摂取カロリーをこの飲料のみで300～400kcalに制限するという方法である。

実はこのとき犠牲者の多くが医師のもとでダイエットを行っていたというから、驚くべきことである。

医師が関与していたので、死亡者の解剖まで含めて詳細なデータが残されている。その報告によると対象者は全員肥満者で、5ヵ月で平均39kgの減量に成功していた。死亡状況は、ほとんど突然死のような心停止で、解剖所見において心臓組織の異常が確認されている。

医師の監督下であったから、ビタミンやミネラルも考えられる必要量は供給されていた。だからそうした微量成分の欠乏によるものではないようである。最終的には原因不明とされたが、特定の栄養素を大量に摂取することの怖い一面が明らかとなった悲劇的事故である。

昨今も、周期的にプロテインダイエットと称して特定のタンパク質のみを大量に摂取する方法が流行している。筋肉増強のために筋トレとともに大量のタンパク質を摂取したりする人もいる。すると糖質、脂質とのバランスの乱れから体調を崩したり、過剰なタンパク質が腎臓にかなりの負荷をかけ腎障害を発症させたりする。したがってもし摂取するなら素人判断でなく、管理栄養士さんの指導を受けるなどしていただきたい。

5　知らずに毒素の強いミクロミネラルを摂取する可能性も

ミクロミネラルはその呼び方のとおり、わずかな量だが体にとって欠かせない働きをする物質である。このミクロミネラルによる健康食品での事故も、やはりこれまで同様、必要以上にとってしまうことで起きている。

ただミクロミネラルの過剰摂取がこれまでと違うのは、決められたとおりの量を摂取していたにもかかわらず、事故が発生してしまうケースが少なくないことだ。**原因の一つはその健康食品に含まれている量がいい加減であること。もう一つは普段の食生活で摂取を意識しなくてもそれほど不足状態にはならないのに、健康食品でとりすぎてしまうため**である。ミクロミネラルによる体への障害は軽くないので、どう防げばいいか事例を紹介する。

【クロム】ダイエット食品でクロムが過剰になり腎障害発生

金属元素のクロムは人の必須元素である。不足すると糖の代謝がうまくゆかなくなり糖尿病のような症状になってしまう。それはクロムが、糖代謝の重要なホルモンであるインスリンの働きを助ける作用があるからである。

体にとって不可欠なクロムだが毒性が強いため、メッキ職人などクロムを扱う人の職業病として皮膚潰瘍、鼻中隔穿孔、肺がんなどが知られている。

クロムの必要量は極めてわずかで、通常は食事から十分摂取できている。ところが微量元素の健康食品として、クロムを含むダイエット用の製品が販売されていて、過剰にとってしまうのである。その結果、重篤な腎障害を発生させた報告があり、障害にあった人の共通点は、いずれも組織に高濃度のクロムが検出されていた。

【セレン】糖尿病発症率がセレンのサプリメントで上昇

金属元素のセレンもクロムと同じく体にとっては欠かせないが、毒性の強い金属である。

中国の黒竜江省克山県に、住民が突然の心停止を起こす疾患があり、その原因がセレンの欠乏であることが判明した。

その後セレンの研究が進み、生体内で多くの働きをしていることがわかっている。たとえば体内の解毒機能の重要な物質グルタチオンの代謝に関連していたり、抗酸化物質として重要な働きがあったり、甲状腺の機能を正常化したりすることも判明している。

そこでセレンを補給するための健康食品が販売されたが、過剰摂取による健康障害が発生した。食品安全委員会による障害の報告を見ると危険なものもある。

「慢性的な過剰摂取により、爪の変形や脱毛、胃腸障害、下痢、疲労感、末梢神経障害、皮膚症状などがみられ、多量にとると重度の胃腸障害、心筋梗塞、神経障害、急性の呼吸困難、腎不全などが起こる。また、耐容上限量未満であっても食事からのセレン摂取量が充足している集団が、200µg/日のセレンサプリメントをとり続けた場合、糖尿病発症率が上昇する」との報告である。

東京都健康安全研究センターが市販のサプリメントのミネラルの含量について調べて、「セレン含有のサプリメント28製品のうち22製品で摂取目安量が推奨量（18歳以上の男女では25µg／日）を超えており、一日当たり200µg近い含量の製品もあったとされている」

（2006年、2007年）と過剰摂取に対して警鐘を鳴らしている。

ここで注意しなければならない健康食品の問題として、医薬品のようにしっかりした品質管理で健康食品は製造されていないために、**機能性素材が過剰に入っていることが、特に微量で効果がある素材でよく見られる。**

クロムやセレンの過剰摂取と同じく、健康食品のパッケージに記載されているとおりに摂取していたにもかかわらず、発生していたケースが大半である。くり返すが、これは食品安全委員会の調査報告にもあるとおり、必要量以上の含量であるため、毒性の強いこのような素材の場合なおさら事故となるのである。

【鉄】健康食品から鉄をとり続けた人の総死亡率が上昇

鉄もしばしば過剰摂取の報告がある。

鉄はわれわれの血液の赤い色素であるヘモグロビンを作るための必須元素である。血液はたくさんあるので、読者も鉄を相当必要とするのではないかと考えるかもしれない。しかし鉄は栄養学的には微量をとるだけでいいミクロミネラルに分類されている。たとえばカルシウムなどはマクロミネラルで、体内にたくさんあり摂取量も多いほうがよい。それに比べると、ミクロミネラルはその名のとおり必要量が少なくてよく、普通は不足しない。そこへ鉄欠乏性貧血でもないのに鉄を健康食品として摂取すると、当然過剰になってしまう。

体内の鉄は排泄されにくく蓄積しやすい。蓄積した鉄は中皮腫や肝炎を発症させその肝炎が肝がんにまで進展したという報告もある。さらに鉄を健康食品からとり続けた人の総死亡率が上昇するとの報告もある。

もし鉄欠乏性貧血と診断されたとしても、医師の処方でとるのはいいが、勝手に鉄を含む健康食品を摂取するのはおすすめしない。

6　栄養素のバランスをとらなければならない重大な理由

本章では、たとえ人に必要な栄養素であっても、摂取の仕方によってはとんでもない健康障害に遭遇する、ということを述べてきた。そうすると、「では私が摂取しているビタミン、ミネラル、アミノ酸、プロテインなどの健康食品は危ないの?」と心配されるかもしれない。そんな心配は摂取量が必要量である限り無用である。

また、ビタミンB群やCなど必要以上とれば排出される水溶性ビタミンの場合、それを飲むとなんとなく効いているような気がする、という人もやめる必要はないと考える。私もビタミン剤を摂取しているし、タウリン入りの栄養ドリンクもよく飲んでいる。それで体調がよくなると感ずるのは気のせいかもしれないが、その精神的な作用を重視しているからである。

体に影響のない範囲で上手に利用するならいいが、本章で取り上げた問題を起こしたケースはすべて過剰摂取だったから発生したのである。パラケルススの言葉に俟《ま》つまでもなく、大量になれば栄養素でも毒になる、ということをご自分の考え方の中にしっかりと持っていただきたい。

健康に対してよい作用のある物質であるとはいえ、とればとるほど健康状態をよくする物質などないのである。**すべての栄養素は体の中であるバランスを保ってわれわれの健康を支えてくれている**。だから、不足しているところを補う形であれば体のバランスをとってくれる。たとえばビタミン、ミネラルなどの不足の場合、不調だったところが劇的によくなる。しかし、過剰になればバランスが乱れ、乱れすぎれば命とりにさえなるのである。

ところで、栄養素の摂取はバランスが大切だという、もう一つの大事な理由がある。たとえば健康食品として過剰にではなくてもカルシウムを摂取すると、同じミネラルのマグネシウムや鉄の吸収を抑制することが明らかになっているのだ。亜鉛を摂取すると銅の吸収を抑制するので、俗に男性機能増進をうたう健康食品で亜鉛を摂取した人が、銅欠乏になった報告もある。**すべて偏って栄養素を摂取すると必要な栄養素の吸収も妨げられるということ**である。

以上のように必要な栄養素は過剰摂取にならないことと、バランスよく摂取しなければならないことを改めて認識していただきたい。

第4章　がんを治せる健康食品はない

1　がん患者とその家族がつけ込まれるケース

国の制度である保健機能食品以外の健康食品がうたう有効性についての根拠は、動物実験が主である。ところがその広告には体験談がちりばめられているような製品が圧倒的に多く、宣伝文や体験談が暗示している効果は、医薬品も顔負けである。特に、がんをめぐる健康食品にこの類が最も多いように私は感じている。

がんは、１９８１年から日本の死因の第１位を占め続け、多くの人ががんに不安を抱いているので、がんにかかりたくない、なったら何とか助かりたい、との願いにつけ込まれやすい。それによって適切な医療で助かる時期を逸してしまうことになり、悲劇に見舞われる人も少なくない。

近年がんの多くは、早期に治療を開始すれば完全に回復することはもちろん、種々の治療によって生活の質を保ちながらの延命も可能になってきている。不治の病のイメージだった以前とは比べものにならないと言っても過言ではない。最近では、こうした変化を認識した知識人が書いた余命がわかるがんで死ぬのがいちばん幸せな最期といった本まで出ている。

しかし致命率は確かに高いので、がんと診断されると心穏やかでなくなるのは仕方がないことである。私は、こうした患者さんの心理につけ込んで病院できちんと治療すれば助かるのに、その機会を奪う中途半端な健康食品に対して怒りを禁じ得ない。

藤田保健衛生大学に在職中、私のゼミの学生の友人が白血病になり、骨髄移植のドナー待ちの状態で抗がん剤の治療を受けていた。このときにそのお母さんが健康食品の販売者の口車に乗せられてしまった。高額の費用を払い、ドナー待ちの申請を取り下げ、結局友人は亡くなってしまった、ということがあった。

その販売者は数ヵ月後に多くのがん患者をだましたということで、医師法違反と詐欺罪で逮捕されたが、殺人も逮捕の理由に入れるべきではないかと感じた。

私は、白血病にかかった友人のお母さんが販売者から説得されていくのを見て強く反対をした。販売者は現代医療に対する不信感を煽《あお》り立てたうえで、「現代医療に頼らない私の健康食品療法は、副作用もなくどんながんでも完全に治せます」と言うのだった。私はそんなことがあるはずがない、とお母さんに何度も話した。そのたびお母さんは納得されたようであったが、最終的に販売者の言うことを信じてしまった。

このお母さんのケースでは、大学病院は信用できないという販売者の説明が非常にうまかった。それに比べ、私の反論はお母さんに届かなかったのであろう。ここまでひどくはないにしても怪しい漢方薬に高額を支払ったけれど効果がなかった、といった健康食品問題にたくさん遭遇してきている。がんが治る時代に入っているときに、こうした悲劇をくり返さないために本章を読んでいただきたい。

2 がん関連の健康食品を厚労省が大規模調査

現在、医学の一分野として補完代替医療という名称の分野がある。これはいわば西洋医学の代わりとしてや西洋医学にない部分を補完する医療を指す。具体的には東洋医学の鍼灸や薬膳、漢方など、西欧でのハーブによる治療、アロマセラピー、音楽療法などがある。これらはいわゆる保険診療の対象とならない医療行為である。がんを健康食品で治療するのもこの補完代替医療に属する。

そこで厚労省は、補完代替医療の実態と効果に関して大きなプロジェクトを企画し、数年間にわたって調査研究を行った。その報告書では、**今のところがんの予防や治療、副作用の軽減などに関して、確実に有効性が証明された健康食品はありません**、とはっきり述べている。

要するにがんを治す健康食品はない、と研究班は結論づけていて、その後もこの結論を否定する科学的な報告はない。私もこの本を書くにあたり改めて、いくつかのがんに効くと話題になった健康食品の素材を、国際的な文献データベースＰｕｂＭｅｄ®と医中誌Ｗｅｂ（日本国内の医学文献情報サイト）を中心に検索してみた。しかし、特記すべき素材は見つからなかった。むしろ、残念ながら効果があるとされている健康食品による肝障害、腎障害、ひどいアレルギーなどの報告ばかりが目についた。

がん患者さんは体力が落ちてしまっているため、免疫を強くする働きがあるとはいえ健康食品も化学物質なので体に負担がかかる。

いくつかの文献を読んでいると、がんに有効とされる健康食品は、効果よりもむしろ肝機能、腎機能を低下させ、摂取者が死亡している事例が相当数見られた。そこで少なくともある程度進行したがんの治療法としては選択しないほうがよいと考えられる。もしがんで苦しんでいる患者さんに、さらに肝障害や腎障害が加わると、患者さんの苦しみは相当に大きくなると推測されるからである。私が今回行った文献調査から「がんを治す健康食品はない」との結論は正しい、と言い切れると考えている。

3 「アガリクス」が有効と刷り込む商法

がん患者さんやその家族の方々から多く質問される、がんに効果があるとされる健康食品について、改めてかなりの時間を割いて調べてみた。そのいくつかを説明させていただく。

がんに効果のある健康食品と言うと、多くの人が「アガリクス」を思い浮かべるであろう。なぜなら、2000年代初期のいわゆるバイブル商法と言われる方法で、アガリクスをずいぶん宣伝・販売したからである。当時多くの人がその広告を目にしたに違いない。

業者はアガリクスの有効性に関して「みるみるがんが消失!」「医師から見放されたがんが消失」「全がん種(61種)の治療例を一挙公開」「私は末期がんから生還した」といった帯広告の入った書籍を作る。その最後のほうのページには、「アガリクスを購入したい方は○○へお問い合わせください」と書かれている。そこで、本の体験談を信じた人たちが注文へと導かれるという商法であった。現在は健康増進法に抵触するので行われていないが、一時期書店にも、非常にたくさんのこうした書籍が並んでいた。

特にアガリクスでこの類の書籍が作られたのは、当時アガリクスの抗がん効果について実験研究をしている大学の研究者が相当いたからである。そして動物やヒトの細胞を使用した実験では、それなりの効果がはっきりとしたデータで示されていた。

そのデータをもとにして、まるで末期がんでも救われたかのような体験談が載った書籍が多数刊行されていった。

そこに出てくる体験談のような効果が期待できればいいが、ある医学部の名誉教授が監修した書籍では、ほとんどの体験談がでっち上げであると判明し、出版社役員と健康食品販売会社の社長が逮捕され、監修者の名誉教授と執筆者が書類送検される事件も起きている。それでも、このバイブル商法によって今も多くの人の頭に、アガリクスはがんに効果があると刷り込まれているのだ。

しかし、アガリクスが有効かもしれない、ということはまったくのでたらめということではなく、前述の補完代替医療の研究班もこれを取り上げている。

「アガリクス摂取群においてＮＫ細胞を活性化する効果、抗がん剤の副作用（食欲不振、脱毛、全身脱力感など）を軽減する効果について有効性が認められています」という報告である。ＮＫ細胞とはがん細胞などを攻撃する免疫細胞のこと。ただその他に効果がなかったとの報告もいくつかあり、今後の研究に俟たれるというのが結論となっている。

そこで、このアガリクスについて２０２４年5月時点での最新研究を調べてみると、詳細に検討した報告を２０１７年にAline Cristine da Silva de Souzaらが出していた。そこにはおよそ次のようなことが書かれている。

「質の高い基礎研究はかなり豊富にあり、免疫調節および細胞シグナル伝達、抗炎症活性、抗寄生虫作用、抗菌活性、抗がん効果および腫瘍増殖抑制効果、抗変異原性活性、化学的またはウイルス感染に対する肝保護および抗糖尿病活性が示唆される。しかし17件の臨床研究と2件の症例報告しか見つかっていない。

過去10年間に蓄積された基礎研究によるエビデンスの量と質は、アガリクスまたはその派生産物の摂取が健康に有益であることを強く示している。だが、健康状態や疾患におけるヒト生体内での生物学的効果を推定・実証しようとすると、多くの不確実性や限界がある。治療薬としてのアガリクスの有効性を確立するためには、信頼できる統計的手法と標準化された製剤を用いたより多くの臨床試験が必要であることは明らかである」

なぜ、免疫療法はうまくいかなかったのか

アガリクス以外のがんに効果があると言われている霊芝《れいし》、マイタケ、エノキタケ、ヒラタ

ケなども現時点で、アガリクスのように動物実験と試験管レベルの実験が行われている。そしてそれなりの効果を示しているしっかりした論文は出ている。しかしヒトによる臨床試験となると、有効性をはっきり示す論文はゼロである。

その他のキノコからの抽出物で医薬品となったシイタケのレンチナン、カワラタケのクレスチン、韓国では医薬品となっているメシマコブといった素材にはそれなりのヒトの臨床試験があるが、有効性は際立ってはいない。そして医薬品になった素材を含めてこれらキノコに共通する効果の原理は、すべて免疫機能を高めることによりがん細胞を攻撃するとなっている。

免疫機能は上手に働けば確かにがん細胞を壊滅させる能力があることは、ノーベル生理学・医学賞を受賞したオプジーボの効果を見ればよく理解できる。しかし、この上手に作用させたことがノーベル賞につながるくらいであるほど困難な課題なのである。したがって、単に免疫細胞を活性化するということだけでがん治療と言えるかどうかには大きな疑問が生ずる。

かつて厚労省の認める高度先進医療に加えられ、やがて保険診療の対象になるかと期待されていたがそうならなかったがんの免疫療法として「活性化リンパ球療法」がある。

免疫系で、いくつかの働きをしているのがリンパ球である。この療法は患者さん自身のがん細胞を認識しているリンパ球を血液から採取し、培養して活性化させて患者さんに戻す、という療法だ。

原理的に考えてみても素晴らしい方法だと私も考えていた。けれどもリンパ球を構成するT細胞、B細胞、NK細胞が十分活性化せず、結局は療法として厚労省が認めるにいたらなかった。

「活性化リンパ球療法」に限らず、免疫細胞療法には「ペプチドワクチン療法」「細胞傷害性Tリンパ球療法」「樹状細胞ワクチン療法」「ナチュラルキラー細胞療法」というような療法がある。理論的に非常に説得力があり、有名大学医学部教授が推奨し、それなりのクリニックが保険外診療で行っているが効果のほどはよくわからない。すなわち漠然と免疫力を上げればがんを抑え込めると単純には考えられないようである。

食事でとるキノコががんを予防すると判明

ただキノコ全般として見るならば、興味ある論文に遭遇した。Djibril M Baらが、キノコの摂取量とがんの罹患率に関するメタ解析を行った報告書を出している。メタ解析というの

図3　キノコの摂取量とがんの罹患率

キノコを食べる人は食べない人と比べ
がんの罹患率が低下する。

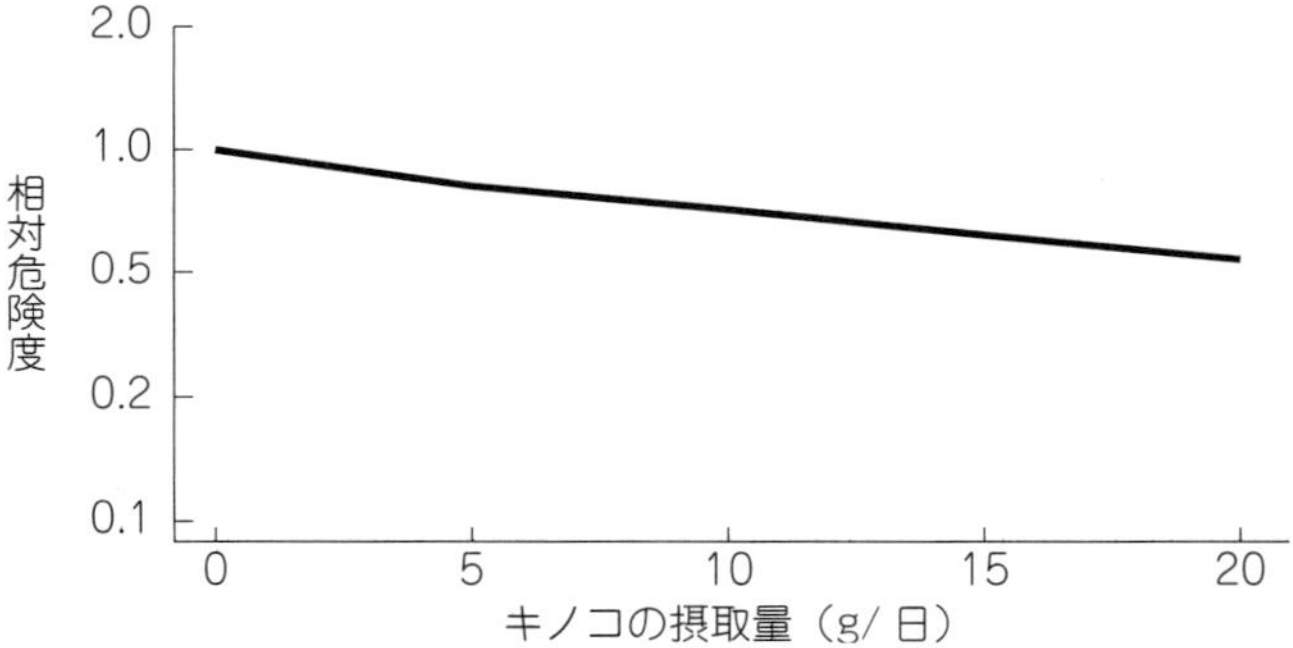

出典　Advances in Nutrition 2021;12:1691-1704.
https://doi.org/10.1093/advances/nmab015.を改変

は効果に関して有効、無効に関係なく信頼のおける論文のみを集めて総合的に有効か無効かを判断する手段である。

Djibrilらは17件のしっかりした論文のデータをまとめ、各種のがんでキノコを食べる人はそうでない人と比較してがんの罹患率が低下するとの結果を示した（図3）。

図中の相対危険度というのは、キノコを食べる人が食べない人と比較してどれくらいがんに罹患しないかを表したものである。実はこの論文が出る10年以上前に、長野県でエノキタケ農家の人たちのがん、特に乳がんが極端に少ないことから15年間にわたってキノコの摂取量とがんに関する調査研究が行われた。その後キノコの作用についての研究はますます進んでおり、改めて食生活の中でキノコを食べることの重要性を認識した。

4 がんに有効と期待される健康食品を検証する

厚労省のプロジェクトで補完代替医療の調査を行った研究班は、日本でがんに有効とされ、よく使用されている健康食品を調査報告で取り上げている。その中には今後の研究報告に期待すると書かれているものもある。

そこで記載されている健康食品の成分の有効性に関して、報告書が出された2012年から最近までの文献調査を行った。結果として報告書に書いてある内容をはるかに超えている、という素材はなかった。むしろあげるべきではなかったのでは?と思われるものもあるのでまとめて簡単に説明する。

【プロポリス】

まずプロポリスであるが、2024年5月までにヒトのがんに有効であることを示す臨床治験報告はゼロであった。研究班の報告書ではプロポリスについて「ミツバチが樹木の新芽、蕾、樹皮などから採取した樹液や色素などに、ミツバチ自身の分泌液を混ぜてできた樹脂状の固形天然物です。プロポリスは産地によって原材料となる植物の種類が異なるため、その成分は生産地によって大きく異なってきます」と素材説明を行って、日本ではがんに有効としてかなり利用されていることが付記されている。

しかし、がんに対してプロポリスの有効性を示す論文がないだけではなく、摂取者に関して肝機能障害、腎機能障害、皮膚障害の報告が多数あり、特にアレルギーによるショック死の報告も複数あった。

さらに文献調査を行っていて驚いたのは、プロポリスの素材ではなく、アルゼンチンでプロポリスを溶かすのに工業用の有毒なエチレングリコールが使用されていて、26人がその中毒により死亡するという事故があった。製造面からもプロポリスは少なくともがんに対しては避けるべき健康食品と言える。

【ＡＨＣＣ】

次に掲載されているのがＡＨＣＣ（Active Hexose Correlated Compound：活性化された多糖類関連化合物）で、研究班の調査によるとキノコ類でアガリクスに次いで日本のがん患者さんに多く利用されている健康食品である。
このＡＨＣＣに関しては毎年いくつかの臨床治験報告があり、がんを治癒させるほどではないが、がん化学療法の副作用の軽減、膵がんの延命、肝臓がんの抑制などに関してかなり期待が持てるデータが出されているので、今後の研究に期待したい。

【サメ軟骨】

サメ軟骨も、がんに対し日本で多く使用されている健康食品としてあげられている。報告書では四つの研究報告を取り上げ「サメ軟骨は、他の健康食品と比べてヒトでの臨床試験が比較的多く実施されていますが、がん患者さんへの有効性は明白でなく、現時点では科学的根拠の集積段階と言えます」と結んでいる。そこで、その後の文献を調べてみたが、臨床試験に関する新しい展開はなかった。

報告書の最後にメシマコブをあげていたが、これに関しても２０１２年以後に行われた臨床試験を見いだすことはできなかった。
次に、私が市民講座などにおいてがんに効果があるかないかをよく質問された素材についても調べたので簡単にその結果を追加しておく。

【有機ゲルマニウム】

まず有機ゲルマニウムであるが、がんに効果があるという試験管内実験および体験談とその体験談を支持するような研究者の発言は現在もある。以前こうした日本の研究者の研究をベースに、ある製薬メーカーが臨床試験を行って免疫活性化の医薬品申請をし、承認された。

ところが承認後半年間で、28人の肝機能障害が発生し2人が亡くなるという事故となった。文献を調査すると腎障害、筋萎縮、神経障害の報告がいくつもある一方で、がんに有効であった、という報告はない。さらに有機ゲルマニウムの販売会社の役員とそのパート従業員が飲み続けていたところ、腎障害で死亡するという記事も見つけた。必須元素でもない金属は基本的に毒性があると考えておいたほうがよい。

【ブロッコリー】

最後に、がんに有効とされる野菜のブロッコリーについては、この野菜のスルフォラファンという化合物が注目されている。ここ数年非常に多くの研究報告が出されており、ブロッコリースプラウト、ブロッコリーの種または抽出された化合物スルフォラファンでの臨床試験が行われている。

その結果にはかなり興味を惹かれるものがある。羅列すると、タバコによる発がん、空気汚染による発がん、前立腺がん、膵臓がん、肝臓がん、メラノーマ、膀胱がん、乳がんなどを抑制する可能性が示唆される報告が２０２３年に出されている。作用メカニズムもかなり解明されていて、ブロッコリーに関して「医薬品としての食品？」といった題名の総説論文があるほどであった。

そのほか昔からがんになんとなくよいとされる、ニンニク、ゴーヤ、米ぬかなども併せて調べてみたが、特記すべき事項はなかった。

以上をまとめると、がんになってから効果がある健康食品素材にはあまり期待できるものは見いだせなかった。ただ、予防のための食材はあるのでは、と期待が持てそうである。実は、食生活の重要性を認識してここで取り上げたような食材を日々の食事に加えることが究極のがん対策のように感じているので、次にそのことを書かせていただく。

5　がんを治すにも防ぐにも食の基本が最も大切

食生活が健康に及ぼす影響は誰もが納得するところである。だが、具体的にどのようにかというと漠然としてくる。そこでこの問題に科学的なメスを入れて病気の治療に用いるNST（栄養サポートチーム）というチーム医療の方法を紹介する。

栄養改善で、がん緩和病棟から退院する患者さんも現れた

NSTとは、医師を中心とした医療スタッフ全員が協力して、患者さんの栄養状態を改善することで病状の改善をはかるチーム医療である。

この医療を日本で最初に提案し、第一人者でもあるのが三重県桑名市にあるヨナハ丘の上病院院長の東口髙志先生である。緩和ケア病棟でこの治療を受けた患者さんから神様のように慕われている医師である。

緩和ケア病棟というところは、あらゆる現代医学の治療を施しても治る見込みがなく、最期を迎えるにあたって患者さんができるだけ苦しまずに終末を迎えるために入院するところ

である。言ってみれば助かる見込みが極めて薄い患者さんが最後に入る病棟である。その病棟で東口先生は栄養管理を行い、がんが消えなくても一度は退院して社会生活へ戻る患者さんまで出している。

その東口先生と私は同じ東海地区にいるという関係から、直にお話をうかがったり、原稿を読ませていただいたりしてきた。私の捉えている先生の考え方は次のようである。

先生はまず「がん患者はがんで死んでいないか」と確信に近い考え方を持っている。「ではがん患者は何で死んでいるか」と尋ねると、「飢餓で死んでいる」という返事であった。

「え？　どういうこと？」と読者も思うかもしれない。

それは緩和ケア病棟に先生が初めて行ってすぐの頃気づいたことであった。末期がんの患者さんをよく観察してみると、ほとんどが中等度または高度の栄養障害状態にあることがわかった。なぜそうなったかというと手術、抗がん剤、放射線などでの積極的な治療期間中の栄養管理に問題がある。その結果十分な栄養をとれずにいた。言わば医原性栄養障害が起っているということであった。

そんな状態の患者さんに、とにかく栄養をつける療法が行われた。たとえばもう食べられなくなっている患者さんだったら、点滴で栄養補給をする。その方針に対し、当時は医師の中にもがん患者に栄養を与えるとがん細胞も元気になる、と考える人がいたくらいだったので奇異の目で見られた。

しかし、効果は目に見えて現れ、体力がつき再び抗がん剤治療を始め、ついには退院する人も出始めた。そこから周りの誰もが東口先生の方針に協力していった。

今では多くの緩和ケア病棟でこうした治療が行われ、それなりの成果をあげているので当然のように考えられている。この東口先生の治療方法をかなり初期の頃から観察してきた私は、「食生活の重要性」を考え直す機会を与えられ、食の追求が今のサブ研究テーマとなっている。

日常生活における「がん予防の10ヵ条」

がんは、日本における死因の第1位を占め、その数は年間約30万人にのぼる。男性は4人に1人、女性は6人に1人ががんで亡くなっている。その対策が種々講じられているが、そもそもがんにならないのがいちばんよいことは明らかである。その予防にも健康食品ではなく食が大きく関係しているので紹介させていただく。

それは「世界がん研究基金」が出している日常生活における「がん予防の10ヵ条」で、そここには禁煙に加えて以下の10項目をあげている。ただし、日本人の生活と多少差があるので補足すると、5番目の肉類だが、日本は肉類をとる量がかなり変化したとはいえ欧米より少ないため、無理に減らさないよう注意していただきたい。

1 標準体重を維持し、ウエストサイズが増えないようにする。
2 毎日30分以上の運動をする（早歩きのような中等度の運動など）。
3 高カロリーの食品を控えめにし、糖分を加えた飲料を避ける（ファストフードなども含む）。
4 野菜、果物を一日5品以上食べる（一日400g以上）。全粒穀類、豆類を毎日の食事に取り入れる。精製されたでんぷん食品は控える。
5 肉類を控えめにする（鶏肉は除く、牛・豚・羊など週500g未満）。加工肉（ハム・ベーコン・ソーセージなど）を避ける。
6 アルコール飲料を飲むなら、男性は一日2杯、女性は1杯までにする（1杯はアルコール10〜15gに相当）。
7 塩分の多い食品を控えめにする（一日6g以下）。カビの生えた穀類・豆類は食べない。

8　がん予防の目的でサプリメントの使用は推奨できない。

9　生後6ヵ月までは母乳で育てるようにする（母親の乳がん予防と小児の肥満予防）。

10　がんを患った人は、上記1～9の推奨に従う、または専門家から適切な栄養指導を受ける。

以上であるが、第2番目を除いてすべて食生活に関連し、第10番目では「専門家から適切な栄養指導を受ける」、そして第8番目には「がん予防の目的でサプリメントの使用は推奨できない」となっている。

本章の結論として、**がんは治すにも防ぐにも最も大切なのは栄養補給が十分できる食生活であって、健康食品に頼って治そうという考えは誤り**である、と結ばせていただく。

第5章

薬との飲み合わせがタブーな健康食品

1 薬の働きを変える二つの相互作用

ある医薬品が別の医薬品の作用を強めたり、弱めたりすることを医薬品の相互作用と言う。相互作用が発生すると医薬品が効かなかったり、強く効きすぎたり、ということが起こってしまう。患者さんにとって予期せぬ事態になり、ときには死亡事故も発生する。そこで、医薬品の相互作用は薬剤師さんが大変神経を使う事項となっている。

同じように、医薬品が健康食品の作用を強めたり、弱めたり、また逆に健康食品が医薬品の作用を強めたり、弱めたりすることが当然あるのでは、と推測できるが、そのとおりである。

ただし、健康食品と医薬品の相互作用を考えるときには、医薬品同士の場合と注意をすべきポイントが少し異なっている。医薬品が健康食品にどのように影響するかということより、**健康食品が医薬品にどのような影響を与えるかに注意を払わなければならない**。

医薬品は基本的に病気の治療を目的として投与されるものである。だが、健康食品はそうではない。作用も医薬品ほど強力ではないので、その作用に若干の強弱が生じても命にかかわるような事態にはならないと考えられている。ところが、健康食品では医薬品同士の相互作用に負けない怖い事態が起こりうる。

本章では、健康食品や食品が医薬品に与えて問題となる作用を中心に述べていく。

健康食品と医薬品の相互作用の仕方にはタイプが大きく二つに分かれる。一つ目は、健康食品と医薬品の作用が同じであったり、その逆であったりしたとき。その場合、医薬品の作用は強くなったり、弱くなったりする。たとえば糖尿病の薬を服用している人が、血糖値を下げる効果のある健康食品を摂取すると血糖値が下がりすぎてしまう。逆に血糖値を上昇させる作用のある健康食品を摂取すると、糖尿病の薬が効かないことになってしまう。

もう一つのタイプは医薬品の吸収を促進したり抑制したり、さらに医薬品の分解を促進したり遅らせたりする相互作用である。この場合も医薬品の作用は強くなったり、弱くなったりする。たとえば糖尿病の薬を服用している人が、その薬の吸収を促進したり抑制したりする健康食品を摂取すれば、血糖値が下がりすぎたり上昇したりする。その薬の分解が健康食品によって促進されたり抑制されたりすれば、血糖値が下がりすぎたり上昇したりする。

こうした健康食品と医薬品の相互作用には、医薬品と同じように重大事故につながることがあるので注意を要する。

2 医薬品との飲み合わせで肝障害を発症させる健康食品

医薬品の副作用で非常に面倒なのは、医薬品自体が引き起こす薬物性肝障害である。しばしばこの肝障害が劇症化し、命を落とすような事態が発生する。ところが肝臓は沈黙の臓器と言われているように、ある程度障害が進まない限り本人に自覚がない。発見されたときには黄疸が出るほど病状が進んでいることが多い。

この肝障害の原因として、アレルギー体質、アルコールの多飲、作用の強い医薬品を継続して服用している、肝臓がもともと悪い、といったことがわかっている。ところが、元気な人でも風邪薬で突然発症するようなこともあり、扱いにくい病気の一つである。

健康食品も何らかの形で医薬品のような化学物質を含んでいるので、同じようなことが起きる。国立研究開発法人 医薬基盤・健康・栄養研究所の2023年3月付のホームページでは、過去15年間の日本内科学会で発表された症例88例を調べてみると、健康食品による肝障害が全体の31％で最も多く2人の死亡例を含んでいたと報じている。

これは学会で報告された例のみなので、実際はこの何倍かあると考えられる。日本肝臓学会も独自に健康食品による薬物性肝障害事例を調査し、健康食品による肝障害に注意喚起を行っている。肝臓学会は症例の多い健康食品としてウコンを第一にあげ、アガリクスがそれに次ぎ、他にもいくつかの比較的身近な健康食品をあげている。

私もこの本を書くにあたってPubMed®で検索してみた。その結果、**ほとんどの健康食品で健康障害例として出てくるのは、肝障害、腎障害、肺障害、皮膚湿疹であった。中でも肝障害が50%以上と圧倒的に多かった。**

肝障害が複数例報告されている健康食品は、ウコンやアガリクスの他、プロポリス、クロレラ、青汁、プロテイン、メリロート、カヴァ、杜仲茶、霊芝、チャパラル、ゲルマニウム、ニガクサであった。

これらの健康食品で肝障害を発症させた例の多くは、基礎疾患があって医薬品を服用しているうえに健康食品を摂取したケースが多かった。中には健康食品を長期にわたって使用していた人が、風邪を引いて服用した風邪薬で発症したような例もある。

なぜこのように健康食品と医薬品を飲み合わせると肝障害を発症しやすいかと言うと、次のように考えることができる。

まず健康食品と医薬品の成分となる化学物質は、医薬品なら化学合成品だったり、もともとわれわれが体内に持っていなかったり体になじみの薄い物質だったりする。こうしたなじみの薄い外来の化学物質はいわゆる栄養素ではないので、すみやかに体外に排出できるように肝臓で処理している。だがその処理能力を超えて物質が入ってくると肝臓に障害が発生する。

したがって、何らかの疾患で医薬品を服用している人が健康食品を摂取したり、逆に健康食品を摂取している人が医薬品を服用したりすれば、なじみの薄い外来の化学物質が処理能力を超えた量になるのは明らかである。

化学処理をする肝臓の立場からすれば、化学構造による得手不得手がある。そのため比較的薬物性肝障害を起こしやすい医薬品とそうでない医薬品があるのも確かである。とはいえ、専門書をひも解くと程度の差はあるが、ほとんどすべての医薬品で発生している。だから障害を起こしやすい医薬品を列挙してもあまり意味はない。

ただ身近な医薬品で言えば、風邪薬、解熱鎮痛薬に入っているアセトアミノフェンは比較的発症頻度の高い医薬品に属している。風邪を引いたのは体力が落ちたからと、健康食品も一緒に風邪薬ととってしまうことはよくあるのではないだろうか。でもそれはなおさら危険なことなのである。

いずれにしろ各機関が注意喚起を行っているように、健康食品を摂取して、倦怠感、食欲不振、発熱、黄疸、発疹、吐き気・嘔吐、かゆみなどの症状が出たら、すみやかに医療機関を受診しないといけない。遅くなればなるほど障害がひどくなる可能性が高い。

3 命にかかわる薬を無効にするセントジョーンズワート

セントジョーンズワート（セイヨウオトギリソウ）は西洋で非常に古くから使われてきた、うつ状態を改善するためのハーブである。現在でもドイツでは処方薬として認められ使用されている。

それがなぜうつ状態を改善するのかはある程度解明されている。日本で認可され、高頻度で使用されている化学合成された抗うつ薬と同じくらいの効果がある。

セントジョーンズワートは米国や日本では医薬品としては認められていないが、食品としてハーブティー、錠剤、カプセルの形状で販売されており愛用者が一定数いる。そして実際に使用している人たちは効果を実感しているようである。特に病気で薬を飲み続けなければならない人たちは、そのことで気分が落ち込むのでセントジョーンズワートに出合うと救われたような気分になり愛用することになる。

効果を実感する人がいる一方で、このセントジョーンズワートは肝臓にあるＣＹＰ３Ａ４という薬物代謝酵素と薬物を排泄するＰ糖タンパク質の働きを強めてしまう作用がある。それはつまり非常に多くの重要な医薬品を代謝し無効にしてしまう作用があるということである。

ＣＹＰ３Ａ４によって効き目が弱まる医薬品には、血液をサラサラにするワルファリン、免疫を抑えるシクロスポリン、てんかん発作を抑えるカルバマゼピンなどがある。

これらの薬は血液中の濃度が低下すると重篤な事態を生ずる。ワルファリンの場合では、薬が効かなくなったことにより血栓ができて心筋梗塞や脳梗塞を発症したり、死亡事故も発生している。カルバマゼピンも効かなくなるとてんかん発作を起こし、発作が起きた場所が悪ければ重大事故につながる。

実際に命にかかわる事態となったひとりの女性の詳細な記録が残っている。女性は29歳で腎臓と膵臓の移植を受けたのち、臓器を定着させるため免疫抑制剤シクロスポリンを服用していた。

ところがあるとき、自らの判断でセントジョーンズワートの摂取を開始してしまう。する

図4　セントジョーンズワートを摂取した患者の血中シクロスポリン濃度の変化

セントジョーンズワートはグラフのように
医薬品の作用を低下させてしまう。

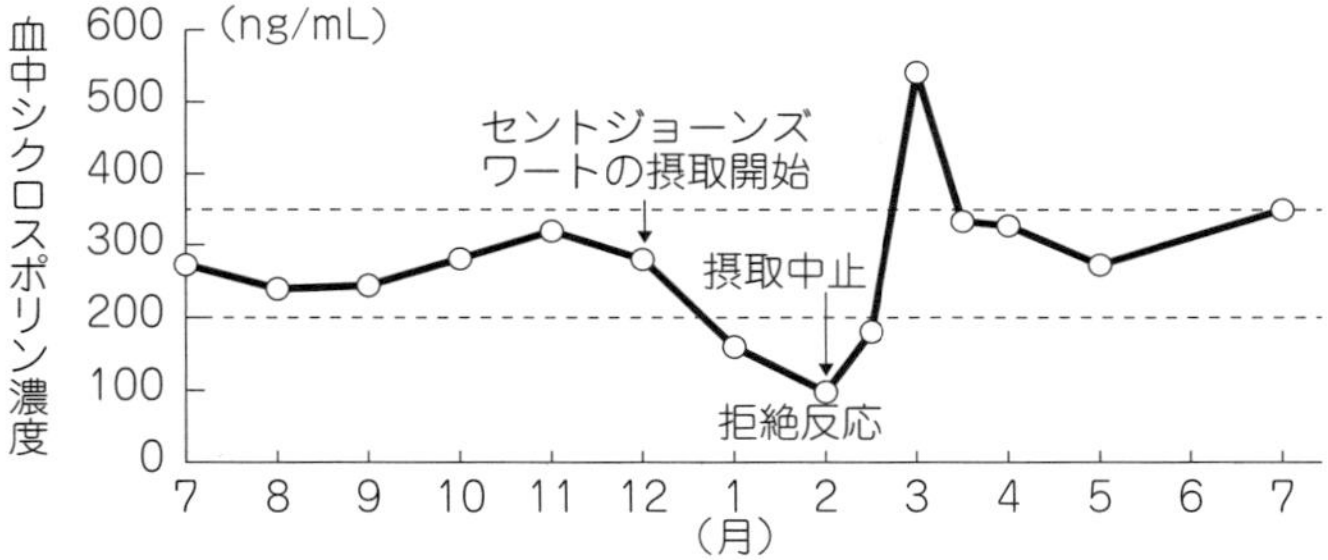

出典　Barone GW, Gurley BJ, Ketel BL, Lightfoot ML and Abul-Ezz SR. Drug interaction between St. John's wort and cyclosporine. Ann Pharmacother 2000; 34: 1013-1016.を改変

と免疫の拒絶反応の症状が出たので検査を行ったところ、中等度から重度の拒絶反応を示していた。

すぐにセントジョーンズワートの摂取を中止し、シクロスポリンを増量。だが効きすぎてしまい、図4にも表れているように急激に血中シクロスポリン濃度が上がってしまった。そのためシクロスポリンを減量して点線と点線の間の治療域まで低下させていることがわかる。

セントジョーンズワートはこのように非常に重要な医薬品の作用を低下させてしまう。病気になって医薬品を服用しているときには、絶対に摂取してはいけない健康食品である。

4 グレープフルーツジュース以外の柑橘類は大丈夫か

グレープフルーツジュースを飲んだ後に血圧の薬を服用した人が、血圧が下がりすぎてふらふらし、転倒するということが起きている。そのため薬局で薬が出されるとき、グレープフルーツジュースを飲まないでください、というのは注意事項となっている。

血圧が下がりすぎたのは、グレープフルーツジュースの中に含まれているフラノクマリン誘導体と呼ばれる物質が作用するからである。医薬品を代謝分解する腸管と肝臓にある酵素CYP3A4の働きをフラノクマリンがとめてしまい、降圧剤の作用が強まってしまったのである（前述の場合はセントジョーンズワートがCYP3A4の働きを強めていた）。

降圧剤の中で、特にニフェジピン（製品名アダラート）、アゼルニジピン（製品名カルブロック）、シルニジピン（製品名アテレック）、ベニジピン（製品名コニール）、ベラパミル（製品名ワソラン）といったカルシウム拮抗剤と言われている薬は、かなり影響を受けることが明らかになっている。

同じカルシウム拮抗剤でも、アムロジピン（製品名ノルバスク）、ジルチアゼム（製品名ヘルベッサー）はさほど影響を受けないこともわかった。

ところでグレープフルーツジュースだけでなく、柑橘類には多かれ少なかれフラノクマリンが入っているので、薬局で薬が渡されるときに、柑橘類はできるだけ避けてください、と言われることも多い。そのため柑橘類全般をいけないと感じて不安をお持ちの方がかなりいることが、市民講座における私への質問からうかがえる。

そこで、柑橘類全般にフラノクマリンがどのように含まれているかをお知らせしたい。まずこの飲み合わせによる問題を最初に取り上げた論文では、グレープフルーツジュースが問題となっている。こう聞くと果汁のみと捉えがちである。ところが、欧米でグレープフルーツジュースというのは、ほとんどの場合が果皮を含む丸ごとのジュースである。したがってもし果汁だけだったらフラノクマリンはどれくらいだろう、という疑問が湧く。

文献を調べてみたところ、１２３ページ表２に示すようにグレープフルーツの場合、果汁と果皮で比較すると果皮は果汁の約２８０倍である。したがって果汁のみだったらそんなに問題はない。表にある他の柑橘類の果汁と果皮を比較してみると、丸ごとジュースやママレード、砂糖漬けといったものだったら注意すべきは、グレープフルーツ、スウィーティー、メロゴールド、ブンタン、サワーポメロくらいである。普段よく食べているようなレモン、温州ミカンなどを含めて表に掲げられた柑橘類の果汁を飲むことについては心配をしなくてもよい。

ただ、高血圧の薬だけでなく、血液をサラサラにするワルファリンや免疫抑制剤のシクロスポリンなどを服用している人は、グレープフルーツジュースによって薬が効きすぎることに注意しなくてはいけない。今、薬をもらっている人は一応薬剤師さんに、処方されている薬を服用したらグレープフルーツジュースを飲んでいいかどうか聞いたほうがよい。CYP3A4で代謝分解される医薬品が非常に多いからである。

5 なぜ、クロレラや青汁で心筋梗塞、脳梗塞が起きるのか

納豆は健康食品の代表格の一つとして愛用されている。ナットウキナーゼという血液をサラサラにする成分が入っているからと、毎日食べている人もいるだろう。

しかし、ナットウキナーゼは基本的に納豆に含まれている量では血液をサラサラにする効果はあまり期待できない。むしろ納豆に含まれているビタミンKにより血液を固まらせる効果のほうが強いと考えられている（ここにも食品に含まれる化学物質の「量」の問題が出て

表2　柑橘類に含まれるフラノクマリン量

薬の効き目が強くなるフラノクマリンは果汁より果皮に多い。

数値：ジヒドロキシベルガモチン量／単位：μg/mL ／ N.D：検出できず

柑橘名	産地	果汁	果皮
グレープフルーツ	カリフォルニア	13	3600
スウィーティー	カリフォルニア	17.5	2400
メロゴールド	カリフォルニア	12.5	3400
バンペイユ	熊本	12.5	75
レッドポメロ	カリフォルニア	6.4	240
ダイダイ	佐賀	3.2	72
ブンタン	高知	2.25	660
ハッサク	熊本	0.92	20
サワーポメロ	鹿児島	1	1000
メキシカンライム	メキシコ	0.96	35
甘夏ミカン	熊本	0.6	104
パール柑	熊本	0.9	20
サンポウカン	和歌山	0.4	40
レモン	カリフォルニア	0.05	180
日向夏	宮崎	0.12	28.5
ネーブルオレンジ	オーストラリア	0.05	0.24
スウィートオレンジ	オーストラリア	0.1	16
温州ミカン	福岡	N.D	N.D
ポンカン	大分	N.D	0.28
イヨカン	愛媛	N.D	0.08
デコポン	大分	N.D	N.D
柚子	宮崎	0.01	0.4
カボス	大分	0.01	1.44
スダチ	佐賀	N.D	0.14
キンカン	佐賀	N.D	0.02

出典　齋田哲也ほか,医療薬学32(7):693-699, 2006.より引用

くるのだ)。

ナットウキナーゼの発見者である倉敷芸術科学大学名誉教授の須見洋行先生はメディアなどで、納豆1パックで血液サラサラ効果があると述べているが、それに対して私も含め否定的な科学者は少なくない。その理由は、ナットウキナーゼはタンパク質なので吸収される前に分解されることと、量が少なすぎるからである。

一方、納豆はビタミンKを非常にたくさん含んでいる。だから軽い脳梗塞や心筋梗塞を起こしていたり、その可能性があると診断されたりして、血液をサラサラにするワルファリンを飲んでいる人は注意が必要である。

ビタミンKは血液が固まるときに働く重要なビタミンである。それが血液をサラサラにするワルファリンの効き目を弱めてしまうのだ。医薬品の添付文書に納豆に注意するように書かれているので、ワルファリンを処方されている人は薬剤師さんから注意を受けているはずである。

ここまで読まれてお察しかもしれないが、納豆に多く含まれるビタミンKがいけないのなら、納豆だけでなく他の食品でもビタミンKを大量に含む食品は大丈夫?と思われるだろうがそのとおりである。むしろ気をつけなければならないのはクロレラ、青汁といった健康食品である。これらの健康食品は効率よく摂取できるように素材を濃縮している。そこには当然ビタミンＫも濃縮されて含まれている。

つまりこうした食品素材を摂取するときは納豆と同じ注意が必要である。身近な食材の、ホウレンソウやコマツナ、ケール、モロヘイヤ、パセリなどもビタミンK含量は多いので、ワルファリンを服用している人はこれらの食材をとるとき、注意しないといけない。

6　腎機能がよくないときに健康食品は絶対ＮＧ

２０２３年の統計によれば、慢性腎臓病（ＣＫＤ）にかかっている人は約１３３０万人という。成人の８人に１人に当たり、糖尿病に次いで多い患者数である。症状は腎機能が低下し、血液中のミネラルの調節がうまくできないので、特にカリウムとリンの摂取量に関して絶えず注意をしなければいけない状態である。カリウムは27ページで説明したように、血液中の濃度が少し高くなっただけで心停止を起こす可能性がある。

ところが、健康食品の中にはカリウムを大量に含んでいるものが多数ある。第１章で取り上げたドクダミ茶をはじめクロレラ、青汁、海藻など植物の乾燥濃縮物には例外なしに大量のカリウムが含まれている。腎機能に問題がなかった人でクロレラや海藻により高カリウム血症になった報告もある。

腎機能が少し低下しているレベルだと、自覚症状も疲れやすいといったくらいのものなので、ただの疲労と思いがちである。それこそ腎機能が弱っていると気づかずに健康食品で何かいいものがないかと考えがちなパターンである。しかし腎機能が弱っている人の場合、カリウムの血中濃度は結構すみやかに上昇してしまう。食事で気をつけていても健康食品から摂取しては身も蓋もない状態となってしまうことを覚えておいていただきたい。

最後に第1章にも書いたように、カリウムの錠剤が栄養機能食品として市販されているが、高齢者や腎機能が低下している人は絶対にこうしたものを摂取してはいけない。

7　普段の飲み物と一緒に服用してはいけない医薬品

ここ数十年薬剤の製剤技術が進歩を遂げて、薬の飲み合わせの問題はずいぶん少なくなってきた。しかし、水以外の液体と一緒に薬を服用したとき、その薬への影響は相変わらずあるので気をつけたい。

薬は水または白湯で服用するのが原則であるが、ついお茶やコーヒー、炭酸飲料、はてはお酒などと一緒に飲んでしまうことがある。いくつかの薬は水でなく他の飲み物で服用しても気にしなくてよいが、注意を要する飲み物とその対象医薬品をあげておく。

コーヒーは抗うつ薬や喘息薬、風邪薬、鉄剤などに影響する

まずコーヒーは、健康的な要素としてはクロロゲン酸などの機能性物質を含有し、一日何杯飲むとがんや心筋梗塞になりにくい、といった疫学データがいくつも発表されている。ただ薬を飲むとなると、コーヒーに含まれるカフェインが問題となる。カフェインは脳や中枢神経系を刺激し、眠気を覚まし仕事の効率を上げるとされている。この作用そのものが災いして、抗うつ薬のような神経に働きかける薬をコーヒーで飲んでしまうとその働きを妨げてしまう。すると、イライラと神経過敏になったり、眠れなくなったりといった作用を引き起こす。

またカフェインと喘息の薬テオフィリンはどちらも、肝臓でCYP1A2という分解酵素で分解される。しかし両方一緒になると、おたがいの分解が遅れて血液中の濃度が上昇してしまう。そのためカフェインによる興奮性が高まり喘息への作用も強くなりすぎるので、コ

ーヒーと一緒にテオフィリンの入った喘息薬を服用するのは要注意である。

さらに、市販の風邪薬の多くは眠気防止のためカフェインが添加してある。だからコーヒーで服用すると、カフェインの過剰摂取になってしまう。

カフェインはこのように医薬品との相互作用が問題となるが、コーヒーのもう一つの問題はタンニンを多く含むことである。タンニンはコーヒーの渋味を決定する主要因子である。それが鉄欠乏性貧血に対する医薬品の鉄と結合し、その吸収を妨げるので鉄剤をコーヒーで服用することもいけない。

このようにコーヒーと一緒に服用すると問題になるのは、コーヒーにカフェインとタンニンが含まれているからである。カフェインが問題と言うなら他にもある。コーラ飲料や最近多くなってきたエナジードリンクにも含まれている。また緑茶、紅茶、ウーロン茶など緑茶と同じ茶葉からできている飲料はすべてカフェインをそれなりに含み、玉露にはコーヒーの2倍以上含まれている。

茶葉にはタンニンも含まれていて、鉄の吸収を抑制するので、これらの飲料にはコーヒーと同じ注意が必要である。

ちなみに、ここにあげた薬を服用している人が、これらの飲料を飲むことをまったく制限する必要はなく、薬を服用する前後30分くらい空ければよい、とされている。

牛乳によって吸収されなくなる薬がある

次にとり上げる牛乳は、コーヒー、紅茶のような嗜好性飲料ではないが、それなりに注意を要する飲み物である。牛乳から得られる栄養素としてカルシウムがあり、その補給源として欠かせない。しかし、このカルシウムと結合して吸収されなくなってしまう医薬品がいくつかある。

まずニューキノロン系と言われる抗菌剤のガレノキサシン（製品名ジェニナック）、レボフロキサシン（製品名クラビット）、シタフロキサシン（製品名グレースビット）、オフロキサシン（製品名タリビッド）、トスフロキサシン（製品名オゼックス）。そしてテトラサイクリン系の抗生物質ミノサイクリン（製品名ミノマイシン）、ドキシサイクリン（製品名ビブラマイシン）、テトラサイクリン（製品名アクロマイシン）など、すべての医薬品の吸収が相当抑制されることが判明している。

さらに前立腺がんの抗がん剤エストラムスチン（製品名エストラサイト）、骨粗鬆症薬のビスホスホネート系の医薬品もカルシウムと結合して吸収されなくなってしまうことが判明している。

ここにあげた医薬品の中には、効果がなくなってしまうと命にかかわるものがある。それだけに十分な注意が必要である。ただこれらの薬を投与されている人が牛乳を飲みたい場合には、胃の中で牛乳と薬が一緒にならなければよいので、2時間以上、間を空ければよいとされている。

最後に飲料としてお酒を取り上げたい。お酒と一緒に服用すると基本的にアルコールによって吸収が促進される薬が多い。そのため効果が強く出すぎる可能性がある。それとともに、解熱鎮痛薬、睡眠薬、抗うつ薬といったいわゆる向精神薬は吸収が促進されるだけでなく、アルコールが中枢神経系に作用するので、これらの薬はお酒と一緒に服用してはならない。

第6章

「悩み」別、健康食品の賢い活用法

1 健康食品で病気は治せないが予防にはなる

長年、市民講座を行ってきて、健康管理への悩みを少なからずうかがってきた。本章ではそうした悩みにどう健康食品を活用したらよいか、私の考え方をお伝えしたい。

まず**健康食品を健康管理のために役立てていただくには、大前提として、「健康食品≠医薬品（健康食品は医薬品ではない）」という考え方をしっかり持つことが非常に重要**である。そんなこと当たり前でわかっている、と思われるかもしれない。だが、健康食品で起こっている事故の大半はこのことがわかっていなかったからだと言っても過言ではない、と私は確信している。

２０２４年に発生した紅麴問題に関して大阪市が行った健康被害者の調査報告書でも、半数以上の人に基礎疾患が何かしらあり、病院にかかっていた。テレビのインタビューに応えている人の中に「コレステロールの値が高いと言われ、飲み始めたらその値がみるみる下がり始め、これは効果がある、と思って続けていたらこんなことになり……」という回答があった。この人に限らず、「副作用のない医薬品」だと思い使用したと考えられる。

実は、この勘違いは一般の多くの人々にある。長年、可能な限りその誤解を解くべく啓発してきた。改めて本書で**「健康食品≠医薬品」**という大前提を強調させていただきたい。食品に含まれる成分は化学物質であり、その中には体調にかなり影響を与え、医薬品と同じような働きをする物質もたくさんあると述べてきた。たとえばビタミンなどには不足を補えば壊血病《かいけつびょう》や脚気《かっけ》などを改善するものがある。そうした効果のある化学物質が、なんとわれわれが食べている食品の中にあるので、その成分を含む健康食品を基本的に安全と考えてしまいがちである。

マスメディアやSNSでは、健康食品の科学的根拠に乏しい効果を針小棒大に取り上げ、まるで医薬品かそれ以上のごとく宣伝している。

多くの人が医薬品に含まれる物質には副作用があって危険だが、食品中の化学物質は安全、と考えている。その考えを後押しするように、医薬品の副作用を誇張して現在の医療に関する不信感を煽ることが健康食品の宣伝になるケースもある。第4章で紹介した白血病にかかったお子さんを持つお母さんのように、それでつけ込まれる人もいる。まともな医療を受けていれば助かる命が、みすみす失われてしまう事態を見てきただけに、なおさらみなさんに健康食品に対しての正しい理解を持っていただきたいと願ってやまないのである。

第4章で述べたように、補完代替医療の調査を行った研究班は長年にわたる膨大な調査の結果、「がんを治すことのできる健康食品は今のところない」と結論を出している。それと同じく、「病院で治療を受けている疾患を治す健康食品はない」と考えるのが妥当である。

病気と診断された人は適切な医療を受けるのが第一で、健康食品で治療しようと考えるのは間違っている。病気がなかなか改善しないときには、健康食品などに頼って医療から逃げるのではなく、医師を変えるという勇気を持つことが重要である。現在、都市部では開業医は患者さんの奪い合いになっている。いく人かの開業医にあたってみて信頼できる、と感じられる医師を探すことが大切である。

では、ここまで読まれた方は、健康食品はまったく意味がないもの？と感じたかもしれないが、そうではない。食生活の補助食品として自分なりに利用すれば、健康食品はかなり有用である。

食品成分が有している効果は、治療でなく、予防である。第5章で取り上げたキノコの研究では、キノコから取り出した特定の成分はがん自体にあまり効果がない一方で、キノコを食べている人たちにがんが明らかに少ない、といった事実が明らかになっている。

厚労省のホームページには「食生活指針」というものがあり、その中に「主食、主菜、副菜を基本に、食事のバランスを」とある。この考えをベースにして保健機能食品という制度は作られている。だからすべての製品に「食生活は、主食、主菜、副菜を基本に、食事のバランスを。」と記載することが義務づけられている。

この指針を基本に、どうすれば健康状態を改善できるかをお知らせしたい。ここで取り上げるお悩みは、私の講演などで多くあった質問である。

なお、紹介している製品は、保健機能食品と総称されるトクホ、栄養機能食品、機能性表示食品のみである（136ページ表3）。なぜなら健康食品でとんでもない健康被害や経済的被害を発生させているのは、紅麹問題を除いては国の制度上の保健機能食品ではない製品ばかりと言えるからだ。保健機能食品以外の製品は、その機能の科学的根拠や安全性などが不明なだけでなく品質も怪しい。そうした無責任な製品が過去に多くの事故を引き起こしている。

さらに機能性表示食品は紅麹問題を受け、現在、品質管理などに関して大幅な見直しが行われている。それによって錠剤、カプセルなどの製剤型製品は、医薬品製造で行われている品質管理であるＧＭＰ（適正製造規範）の完全義務化が決定している。

したがって今後、機能性表示食品もその安全性確保が期待される状態であると思われる。

表3　保健機能食品とは

保健機能食品は国の制度で、トクホ、栄養機能食品、機能性表示食品の総称。

	医薬品	保健機能食品			一般食品（この中に危ない健康食品が多い）
		特定保健用食品（トクホ）	栄養機能食品	機能性表示食品	
機能性表示	国の審査有り	国の審査有り	規格基準内であれば届け出不要	企業の責任で機能性および安全を確保し届け出	食品の持つ効果や機能を表示することはできない
規制する法律	医薬品医療機器等法（薬機法）	健康増進法・食品衛生法			食品衛生法
販売規制	薬局・薬店・ネット販売	一般小売店で販売可（医薬部外品も販売可）			

品質の確保が十分なされれば、日本の保健機能食品は世界的に見てもその有効性などに関する担保はかなりのレベルにある。**薬の代わりのような使用でなく、食生活の一助として使用するならば、健康に対してそれなりの効果を得ることができる**と考えている。健康食品がどう体を守るか参考にしていただきたい。

2 お腹の調子をよくしたいとき

バランスのとれた栄養素を必要なだけ吸収することは、体調管理の基本である。そこでまず、お腹にいい健康食品を取り上げよう。

お腹の調子が整うとはどういうことかというと、消化吸収の機能が正常に働いている状態を指す。腸管は栄養素の吸収はもとより、免疫機能にとっても非常に重要な臓器と言える。胃腸の調子がよくないと、インフルエンザなどにもかかりやすくなるのはそのためだ。

炎症を起こしていないときの胃腸の調子は、何を食べるかによって大きく左右される。したがって食生活のバランスが乱れると胃腸炎まではいかずとも何となく胃が重い、便秘や下痢になりやすい、おならが臭い、といった状態になる。そんな状態を改善するトクホや機能性表示食品がたくさん出ているが、その作用の仕方は大きく分けて三つある。

近年、腸内細菌叢のバランスがよいと、結果的に腸内の状態がよくなることが明らかになってきている。

そこで一つ目は、乳酸菌、ビフィズス菌などの腸内細菌そのものをヨーグルトのような形で供給する方法。また乳酸菌、ビフィズス菌は胃の塩酸で死滅しやすいので、腸で溶けるカプセルにこれらの菌を封入して摂取する方法もある。

二つ目は、すでに自身が腸内に持っている腸内細菌の餌となるオリゴ糖や食物繊維を供給するというもの。

三つ目は、食物繊維により腸の蠕動《ぜんどう》運動を刺激したり、糞便の容積を増やし排便しやすくしたりする方法である。

このような三つのうちいずれかを目的として、トクホや機能性表示食品が多数販売されている。トクホで用いられている素材の科学的根拠はいずれもそれなりにあり、機能性表示食品もトクホと同じような素材が多い。

消費者庁のデータベースで調べると、トクホになく機能性表示食品にあるのは、乳酸菌の新しい菌株4品目およびクマザサの食物繊維1品目で、それらの製品はどれもヒトで臨床試験を行っているとある。

同じ素材の場合、トクホと機能性表示食品のどちらを選ぶかとなると、医薬品の世界で言えば、先発品とジェネリックのような関係であると考えて利用されれば問題はない。ジェネリック製品には、健康に効果があるとする成分が入っていることは確かである。だが、入っていても同じ効果があるとは限らない。先発薬なら摂取した目的の化学物質が、確実に必要な臓器に到達することが確認されている。ところがジェネリックの場合、錠剤化の方法によってはできあがった錠剤で必要な成分がほとんど吸収されないことすらあるからである。

ではこれから、お腹の調子が整っているという前提で、他の悩みごとに現状の健康食品をどのように活用できるか、続けて私見を述べさせていただく。

３　血中中性脂肪が高いと言われたら

健康診断などで朝食を抜いて測定した中性脂肪の値が、１５０〜３００㎎／dLくらいだと食生活に気をつけてください、という指示が出される。中性脂肪の高い状態が続くと動脈硬化から高血圧、心筋梗塞、脳梗塞などのリスクが高くなる。また脂肪が肝臓に蓄積して脂肪肝などが発症する可能性もある。特定保健指導では、150mg／dLを基準値としてそれ未満に保つようにと言われる。

血中中性脂肪は食べた脂肪がかなり直接反映するから、そのコントロールにはまず管理栄養士さんなどの食事指導に従うのが最も手っ取り早い対処法である。そんなときに併せてトクホや機能性表示食品を摂取すると、食事指導の成果が上がりやすい。そこで、含有されている素材と効果について解説していく。

素材としては、難消化性デキストリン、グロビン蛋白分解物、高分子紅茶ポリフェノール、ウーロン茶重合ポリフェノール、β-コングリシニン、モノグルコシルヘスペリジン、DHA・EPAなどがある。

モノグルコシルヘスペリジンとDHA・EPAを除いては、すべて中性脂肪の腸管からの吸収を抑制するのが主作用である。β-コングリシニンとモノグルコシルヘスペリジンは、肝臓内で糖から脂肪酸が合成されることと、合成された脂肪酸から中性脂肪が合成されることを抑制する。

DHA・EPAは肝臓内で脂肪酸の分解を促進し、さらに血管内の脂肪分解酵素を活性化して血中で脂肪の分解を促進する。

ここで、注意しなければならないのは、トクホや機能性表示食品の血中中性脂肪抑制力は決して大きくない。これらをとっていれば少しくらい好きなものを好きなだけ食べてもよいだろう、という考えで食生活を変化させなかったら、おそらく効果はまったくと言ってよいほど得られないとつけ加えておく。結局、食生活の改善が第一である。

4　肥満を解消したいとき

肥満とは体脂肪や内臓脂肪が多い状態である。肥満は放っておくと、血中中性脂肪が高い人と同じように心筋梗塞や脳梗塞になりやすい。足や腰の関節も痛みやすくなる。さらに内臓脂肪が蓄積すると、糖尿病や、がんなどの発症率が上昇することが明らかになっている。したがって肥満の人はメタボ検診などで体重を減らしてくださいと指導を受けることになる。この場合も管理栄養士さんなどの食事指導に従い、さらに運動を加えるのが最も手っ取り早い対処法である。

その食事指導を実践する際にトクホや機能性表示食品を摂取すると、効率よく体脂肪を減らせる。まず、次の素材が脂肪の腸管からの吸収をさまざまな形で抑制する。

リンゴ由来プロシアニジン、ウーロン茶重合ポリフェノール、コーヒー豆マンノオリゴ糖、乳酸菌ガセリ菌SP株など。

そして体内の中性脂肪の分解を促進するのが、ケルセチン配糖体、クロロゲン酸、茶カテキンなどの成分である。

これらの素材を食生活の改善や運動を行いながら利用すれば、数ヵ月でそれなりの体重減少は期待できる。しかしここでも注意しなければならないのは、これらの作用も前項と同じように食生活の改善が伴わないとよい結果はのぞめない。

もう一つ、肥満解消の健康食品を摂取するとき、絶対やってはいけないことがある。それはトクホまたは機能性表示食品以外のダイエット健康食品で、減量を考えることである。

第1章から何度か健康被害の実態を述べてきたように、ダイエット健康食品ではまず未承認の医薬品の混入がよくある。また、ダイエット効果が見られる野菜などを素材とした健康食品が、有害な副作用を生じさせるケースが多い。このようにトクホ、機能性表示食品以外のダイエット健康食品での健康被害のトラブルは非常に多く死者まで出ているから、痩身願望に負けてこうした健康食品に手を出すようなことはくれぐれもしてはいけない。

5 コレステロール値が高いと言われたら

最近の健康診断では、コレステロールに関してLDLコレステロール（悪玉コレステロール）値と、HDLコレステロール（善玉コレステロール）値両方の測定結果が渡される。

LDLコレステロール値が高い状態が続くと、心筋梗塞、脳梗塞など循環器系の疾患にかかりやすくなるのでしっかり管理する必要がある。通常LDLコレステロール値は120mg／dL以下、HDLコレステロール値は40mg／dL以上が基準値として設定されている。またLDLコレステロール値をHDLコレステロール値で割ったLH比を動脈硬化指数としており、それは通常2・0以下に、糖尿病、高血圧などの人は1・5以下にすることが望ましいとされている。LDLコレステロール値が140mg／dLを超えている人は、素人判断で健康食品を摂取するのではなく、医療機関で継続的に治療する必要がある。

基準値を少し超えているくらいで他の疾患がなければ、薬でなくバランスのとれた食事、運動に健康食品を加えることで基準値前後に保つことは可能である。

そのために役立つと思われる臨床試験が行われ、効果が認められているトクホの素材がある。キトサン、茶カテキン、セサミン・セサモリン、低分子化アルギン酸ナトリウム、大豆タンパク質、植物ステロールなどを含有成分とする製品が販売されている。

機能性表示食品ではトクホと同じ素材に加え、リコピン、大麦β-グルカン、難消化性デキストリン、松樹皮由来プロシアニジン、α-リノレン酸、エラグ酸、オリーブ由来ヒドロキシチロソール、アリインなどを素材とした製品も販売されている。科学的根拠もかなりしっかりしているので利用してみる価値はある。

私はコレステロール値が体質的に高く、LDLコレステロール値は230mg／dLという記録を有する。そのためここ20年以上、スタチン系の医薬品を処方されて服用している。それとともに食事では、ほぼ毎朝亜麻仁油を卵かけご飯に茶さじ一杯くらい混ぜて食べている。それを始めたらLDLコレステロール値が以前より相当低くなったので、スタチンを3日に一回に減らしてみた。減らしてもLDLコレステロール値は毎日スタチンを服用していたときと同じくらいの110mg／dL前後で停滞している。

亜麻仁油にはα-リノレン酸が含まれておりコレステロール低下作用があるので、相加的に働いてスタチンの使用量を減らすことができた、と考えている。スタチンには横紋筋融解症という嫌な副作用が出る可能性がある。スタチン系の医薬品でコレステロール値を抑えている人は、この方法を試してみる価値がある。私が周りにすすめたところ同じような低下現象が確認されている。

ただコレステロール値は低ければ低いほどよいのではない。ＬＨ比を見ながら下げすぎないように気をつける必要がある。私は、ＨＤＬコレステロール値は70mg／dL前後でＬＤＬコレステロール値が１１０mg／dL前後なので、ＬＨ比は１・６前後である。

ＨＤＬコレステロール値については、40mg／dLより高くするのに効果のある素材の報告はない。しかし食生活が乱れていて低いのであれば、特別な健康食品を摂取しなくても、野菜、魚介類を中心としたバランスのとれた食事でかなり上昇する。それに適度な運動やお酒も上昇させられると報告されている。運動を適度にし、バランスのよい食事を少しのお酒とともにいただくのが私の日常である。

6　血圧が高いと言われたら

血圧が高いかどうかが気になる方は、朝か夜に血圧計で測定してみていただきたい。起床後排尿をすませた1時間以内に2分くらい安静にした後か、または就寝前に2分くらい安静にして測定する。

もし収縮期が１４０㎜Hg以上で拡張期が90㎜Hg以上だったら同じ時間帯に3日くらい連続して測定し、同じように高かったら躊躇せず受診することをおすすめする。

そうでなく収縮期が１３９〜１２０㎜Hg、拡張期が89〜80㎜Hgで医療機関から食生活に気をつけて運動をしてください、というような指導をされたら次の健康食品をお知らせする。

トクホならペプチド、ＧＡＢＡ、杜仲葉配糖体、酢酸、クロロゲン酸などの臨床試験が行われ効果が確認された製品がある。

またはトクホと同じ素材に加えヒハツ由来ピペリン、α‐リノレン酸、リコピン、γ‐グルタミル‐Ｓ‐アリルシステインなどを素材とする機能性表示食品もたくさん出ているので試してみるのもよい。

血圧は病院へ行かなくても自宅で測定できるので、効果があるかどうかチェックをして効果がないと感じたらすぐやめればよい。ただトクホや機能性表示食品の場合、薬のように結果がすぐには出ないので、数日摂取し続けたうえで測定し効果を判定する必要がある。

ここであげたα‐リノレン酸、リコピンは血圧だけでなくコレステロールにも効果がある。ＧＡＢＡは後述するが、ストレス緩和、良質な睡眠にも効果があるとされる成分である。しかし気をつけたいのは、2種類以上とる場合である。製品の成分チェックをしていただきたい。そうでないと同じ成分が入っているのを知らずに飲み、結果として大量に摂取してしまいかねない。

さらに高血圧の薬を服用しているうえにこうした健康食品をとると、血圧が下がりすぎて階段から転げ落ちたり、転倒したりという事故につながるから絶対にやってはいけない。

血圧は食事から摂取する塩分によっても大きく影響されるのはご存じのとおり。もしご自身が普段塩分をとりすぎであると思うのなら、減塩食を実行してみると思わぬ効果が得られるかもしれない。実は私自身、管理栄養士さんに減塩食を教わり、実行して半年くらいで血圧の薬がいらなくなり、現在も薬なしで血圧は正常である。まさにバランスのとれた減塩食は、医薬品と同等の効果があることを示しているよい例と考えている。

7 血糖値を下げなければいけなくなったら

糖尿病とは、血液中の糖濃度（血糖値）が高くなる疾患で、進行すると三大合併症と言われる網膜症、腎症、神経障害になることが知られている。それだけでなく、末梢血管が詰まり、手足の切断をしなければならなくなったり、心筋梗塞、脳梗塞、認知症などの発症頻度が非常に高くなったりする。予備軍と言われる領域に入ったときに、それ以上進行しないようにすることが極めて大切である。

健康診断で血糖値やヘモグロビンA1c測定や糖負荷試験が行われ、その値によって糖尿病予備軍と診断される人の多くが肥満者である可能性が高い。そこで肥満解消のため、食事や運動に関する指導がなされる。

ところが、このような対象者の多くは運動が嫌いで食生活のコントロールも困難なことが多い。管理栄養士さんなどの指導を頑張って守り、それとともにトクホや機能性表示食品を上手に使用すれば指導の成果が上がりやすくなる。

現在、届け出されているトクホで、次の素材はいずれも腸管からの糖の吸収を抑制する。

難消化性デキストリン、グアーガム分解物（食物繊維）、5-アミノレブリン酸リン酸塩、イヌリン、ターミナリアベリリカ由来没食子酸、クロロゲン酸、アカシア樹皮由来プロアントシアニジン、バナバ葉由来コロソリン酸、イソマルトデキストリン（食物繊維）、ナリンジン、大麦β-グルカン、アルギン酸カルシウム、桑の葉イミノシュガー、α-シクロデキストリン、サイリウム種皮由来の食物繊維、エピガロカテキンガレート（EGCG）、パラチノース、３－（４－ヒドロキシ－３－メトキシフェニル）プロピオン酸（ＨＭＰＡ）など。

体内で糖代謝そのものに作用して血糖値を上昇させないようにするのは、ジンセノサイドRg1、ルテオリン、ピニトール、ＨＹＡ（10－ヒドロキシ－シス－12－オクタデセン酸）など。

しかし、いずれも糖尿病治療薬のような強い効果はない。特に分解酵素抑制によって効果を出す素材は、お菓子や果物に入っているブドウ糖（グルコース）などにはまったく抑制が効かない、ということをお知らせする。

機能性表示食品の素材も多くはトクホと同じ素材を使用しており、特に問題とすべき素材はない。ただこれらトクホや機能性表示食品の使用にあたっての重要な注意事項がある。

①まず伝えたいのは、糖尿病と診断されている人が薬の代わりになると考えて使用してはいけない。

②１型糖尿病でなく、糖尿病状態が初期であれば健常状態に戻すことが可能なので、しっかりと食生活、運動などの指導に従うことが重要。この時期に、健康食品で自分をごまかし

ていると取り返しがつかなくなる。

③糖尿病の薬を処方されて治療をしている人は、健康食品を摂取してはいけない。薬に加えて健康食品を摂取した場合、低血糖になって突然意識を失うような危険性がある。

④健康食品を摂取しているからといって暴飲暴食をしたらまったく意味がなくなる。

糖尿病の治療をしても進行してしまう人々について、私の知人の糖尿病内科医は、「薬を服用していても暴飲暴食をする人はどうしても進行してしまいます」と明言する。すなわち糖尿病の治療薬でさえ、暴飲暴食に対しては効果がないということである。医薬品より作用の弱い健康食品素材ではほとんど抑制できないのは明白である。

8　眼の調子が気になったら

多くの人が40代後半くらいに老眼的症状が現れ、70代前後から白内障をどうするか、といった問題に遭遇する。ただ、この問題はめがねや手術などの手段できれいに解決できる。

老眼に関しては最近、健康食品も出てきている。健康食品で老眼を防げるか、というと加齢によるレンズの調節能を取り戻すのは困難であると思われる。だが、臨床的には効果があった、と結論づける論文が出ている。

現在、ルテインとゼアキサンチンを含有する機能性表示食品が50品目以上届け出されている。多くの製品で次のように説明されている。

「この製品には、ルテイン、ゼアキサンチンが含まれます。ルテイン、ゼアキサンチンは、加齢とともに減少することが知られている網膜の黄斑色素を増やすことで、色コントラスト感度を改善することが報告されています。色コントラスト感度とは、加齢とともにぼやけて見えがちな、色の濃淡（物の輪郭）をはっきり識別する力（見る力）です」

摂取したルテイン、ゼアキサンチンが確かに黄斑色素を増やすようであり、実際に機能性表示食品を申請する際、眼の機能が改善したという根拠となった論文を調べてみると、相当しっかりした報告が多数ある。

また、大学病院の眼科でこの両物質の健康食品を患者さんにすすめているところも複数ある。したがって、加齢黄斑変性の予防によいのではないかと考えて、私自身もあるメーカーの機能性表示食品を摂取している。

9　膝関節や腰が痛くなったら

膝関節や腰が痛くなったら健康食品ではなく、まずは整形外科を訪ねてみよう。最近は関節の周りの筋肉を強くする手法で痛みを和らげるリハビリ的運動があり、上手に指導してもらうと回復する可能性がある。もし、単に痛み止めを出すだけの病院だったら病院を変えてみるのも一方法である。

筋肉をサポートする機能性表示食品があり、成分は筋肉合成に重要な役割を果たしているイソロイシンというアミノ酸を中心とした数種類のアミノ酸から構成されている。

ここで注意を要するのは、痛みの原因に果たしてその健康食品が適しているかどうかである。特に機能的な異常がなくて長引く腰痛には、ストレスが原因となっているケースが結構あることが明らかになっている。痛みの原因が対人関係や置かれている環境などにある可能性を考えてみることも重要である。

リハビリ的治療を受けているときに、関節組織の炎症を抑えたり、関節組織の再生を促進したりする健康食品を摂取するとおそらく効果が上がる。そうした素材としてしっかりした論文がたくさん出されているのは、コラーゲンペプチドとグルコサミンである。

できれば整形外科医と相談しながら摂取するのが望ましい。だが、医師にコラーゲンを摂取してみてもよいでしょうか、と相談するとかなりの医師が、そんなものタンパク質だから吸収されるはずがない、タンパク質をとるくらいだったらおいしいステーキでも食べたほうがよっぽどいい、などと言われるかもしれない。

しかしこれは間違いである。実は私も15年くらい前までコラーゲンに対してはまったく否定的に考えていた。だが、ちょうどその前後から、コラーゲンそのままでは吸収されないが、胃腸の中で分解されてできるコラーゲンペプチドは吸収され、吸収されたコラーゲンペプチドはそのまま関節組織の素材になるのではなく、コラーゲン組織の再生を促す、という論文が複数出てきた。したがってコラーゲンは、関節の働きをサポートする素材でもあるし、吸収されて肌の再生にも関連しているので肌にもよい、というのもあながち間違いではない。

コラーゲンペプチドは２０２４年１月に、トクホとして「膝関節の違和感を抑制」という表示で認可されている。くり返しになるが、トクホはヒト臨床試験が行われなければ認定されない制度である。

一方グルコサミンは、ドイツでは医薬品として同じ目的で用いられている。グルコサミンの機能性表示食品で届け出に使用された論文を調べてみると一応しっかりした報告であった。数は少ないがトクホのように臨床試験を行ってから届け出ている製品もあるので、それなりの効果は期待できると考えてよい。

その他の機能性表示食品としては、非変性Ⅱ型コラーゲン、サケ鼻軟骨由来プロテオグリカン、カツオ由来エラスチンペプチドなどがある。このうち、サケ鼻軟骨由来プロテオグリカンは論文引用によるものではなく、臨床試験が行われての届け出製品であった。

10 よく眠れないとき

睡眠がよくとれない、というのはさまざまな理由による。まずは眠れないという気持ちを取り除く必要があるが、そのためにはよく眠るのがいちばんよい。ところがそれができないから、いったん眠れない環境に陥ると面倒である。

私がそんな方々にすすめてそれなりに効果を実感している方法を先にお伝えする。

眠る準備をして寝具に横たわり、ゆっくりそして思いっきり鼻からいっぱい息を吸って、次には薄く開けた口から非常にゆっくり息を吐くというのを100回行うというもの。やっているときは何も考えないで、数を数えることだけに集中する。この睡眠導入の原理は、脳内体温を低下させるのにこの呼吸法が最もよい、とテレビ番組でやっていたのを信じているだけである。私は、これをやり始めてから今までに100数え終わる前に眠ってしまうので最後まで数えたことがないし、何人かから効果のほどをうかがっている。

睡眠がよくとれるかとれないかはかなり精神的要素が大きいので、おまじない的な感じでたくさん出ている機能性表示食品を試してみるのもおすすめと考えている。現在、機能性表示食品として販売されている素材は、睡眠薬のような作用メカニズムではない。だから、翌朝になってもまだ眠気がするような、強い催眠または睡眠作用のあるものはない。神経のいら立ちを抑制する作用のある毒性の低い食品成分が多種類出ている。

GABA、グリシン、セリン、テアニン、アスパラガス由来アミノ酸誘導体、オルニチン、モノグルコシルヘスペリジン、ラクトフェリン、乳酸菌、5-アミノレブリン酸リン酸塩、クワンソウ（アキノワスレグサ）由来オキシピナタニン、CoQ10など。

これらはいずれもイライラを鎮めるような作用から眠りの質を確保している。GABAとルテインはストレス軽減作用を特に強調している。GABAはメロンやトマトなどの生鮮食品をゲノム編集で高含量とし、機能性表示食品として販売しているので、夕食に取り入れるなど食生活に活かしてゆくのもおすすめする。

またクロセチン、ルテイン、ゼアキサンチンなどは、眼の疲れを抑制して眠りの質を上げるという。

本格的な不眠症などでその原因が人間関係、仕事などの環境的な因子によることが明らかなときには、その因子を除くことが第一である。その際に補助的に睡眠薬を使用する代わりに摂取してみるのはありであるが、改善しないときは心療内科など医療機関へ出かけられることをおすすめする。

11 認知機能が心配になったら

多くの健康食品には効果が同じような医薬品が存在する。ところが認知症は治療が困難で、アルツハイマー型認知症に対して最近やっと医薬品が出てきたという段階である。すなわち認知症になってしまったらまともな薬のない世界であるから、その問題を解決する健康食品はない、と考えるのが妥当である。

認知症に対しては現在のところ、ならないように予防することがまず大切である。そして認知症は食生活、運動、社会環境などの因子を整えることでかなり予防できることが明らかになってきている。その食生活に関連して、認知機能を支える食品成分を含む健康食品がたくさん販売されている。現状、トクホで認知機能改善が認められているものはないが、機能性表示食品として多く出ている。

その素材は以下のとおり。

イチョウ葉フラボノイド配糖体、イチョウ葉テルペンラクトン、ＤＨＡ・ＥＰＡ、鶏由来プラズマローゲン、大豆由来ホスファチジルセリン、クルクミン、アンセリン、カルノシン、バコパサポニン、イミダゾールジペプチド、テアニン、茶カテキン、大豆由来セリルチロシン、ＧＡＢＡ、ラクトノナデカペプチド、コーヒー豆由来クロロゲン酸類、レスベラトロール、ビフィズス菌ＭＣＣ１２７４、本わさび由来６-メチルスルフィニルヘキシルイソチオシアネート、ホスファチジルコリン、βラクトリン、Ｌ-テアニン、ジオスゲニン、ナトリード、熟成ホップ由来苦味酸、オーラプテンなど。

これらについていくつかの論文を読んだ結果、臨床試験の方法は多種多様であるが、やはり、これなら認知症に効果があるとまで推測できるような素材はなかった。

ただ、ちょっとした物忘れに効果があるかも？と感ずる素材であることは論文から推測できる。上記の素材を含む食品の疫学調査のデータの示している予防効果にはそれなりの説得力がある。最近物忘れが多い、と感ずる人は試してみる価値があるかもしれない。

ちょうどこの本を書いている最中に、米国のＯＤＳ（ダイエタリーサプリメントオフィス：サプリメントの研究促進のために新設された国の組織）からメルマガが送られてきた。

そこには、ホスファチジルコリン含有食品（特に卵や牛肉）の摂取量が多いほど認知症になりにくい、との情報があった。まさに食生活からの予防が第一と考えられるが、ホスファチジルコリンの摂取のために卵や牛肉をたくさん食べるのには若干抵抗感がある。よい素材なら素材そのものを食品からではなくトクホ、機能性表示食品などから摂取する方法もある。

12　肉体疲労を感じたら

疲れをとる栄養剤としてはビタミン剤や栄養ドリンクがポピュラーであるが、最近ビタミンでない素材を用いた機能性表示食品がいくつもある。

イミダゾールジペプチド、クエン酸、還元型コエンザイムQ10、タヒボ由来ポリフェノール、ライチおよびチャ由来フラバノール単量体ならびに二量体、S‐アリルシステイン、モリンガ種子由来グルコモリンギンなどである。

最初にあげたイミダゾールジペプチドは、渡り鳥の長時間飛行を可能にした原因物質かもしれない、と推測されたことから発見された。これは抗酸化性の強いペプチドである。ただ臨床試験の報告は数例しかない。また試験対象とした疲労からの回復に対しては、このペプチドの単独使用で既存のビタミン剤などと比較して本当に効果があるのだろうか、と疑問を呈したい。ちなみに最近よく耳にするペプチドとは、アミノ酸が結合したものでタンパク質より小さい分子で吸収されやすいという利点がある。

ビタミンというのは体内で作用するべき場所で働くだけである。一方イミダゾールジペプチドは、ある意味ビタミンと作用の仕方が大きく異なっている。案外ビタミン剤と併用すると大きな効果が期待できるかもしれないと思われる。ほかの素材も、臨床試験のデータはイミダゾールジペプチドと同じようにビタミンとは作用の仕方が異なるので、ビタミン剤と併用してみるのがよいかもしれない。

あまり理由という理由がないのに疲労感、倦怠感が強くある場合は、何か疾患が隠れている可能性があるので医療機関で診てもらうことをおすすめしたい。素人判断で健康食品やビタミンドリンクなどに頼っていると、手遅れなどという事態もあり得るからである。

13 免疫力を高めたいなら

インフルエンザをはじめ多くの疾患は、免疫力が弱くなったときにかかりやすくなる。免疫力はある意味でわれわれの総合的な体力の指標である。言い換えれば免疫機能を強くするにはまず何より、栄養バランスのよい食生活をすることが重要である。さらに免疫機能が正常に働くためには、特定のビタミンやミネラルが必要である。

特に、ビタミンA、B_6、B_{12}、C、D、E、K、葉酸、銅、ヨウ素、鉄、マグネシウム、セレン、亜鉛を食生活で十分に摂取すること。さらに免疫機能が具体的に働くためにタンパク質の供給も重要である。

風邪にはビタミンCがよいとよく言われるが、近年ビタミンDの免疫に対する増強効果が次々と報告されている。新型コロナウイルス感染症に対しても効果があった、という報告も出ている。一方で、こうした特定のビタミンやミネラルの大量摂取だけでは病気が防げない、というしっかりした報告もある。どちらが正しいのか判断に迷うところであるが、私が文献を調べた限りの結論として次のように判断している。

特定のビタミンやミネラルが不足すると、免疫が十分に機能せず、感染症にかかりやすくなったり、回復が遅れたりするのははっきりしている。一方、充足している場合はビタミンやミネラルの摂取量を増やしても、感染症の予防や感染症からの早期回復には役立たないので過剰に摂取しても意味がない。

ただ過剰の量をどこに設定するかが問題である。たとえばビタミンDに関する論文を調べてみると、日本の食事摂取基準の上限より多い量で免疫効果が増強されるとある。したがって日常的にビタミンDの摂取量が少ないと感じられる人は、補充を考えたほうがよい。しかし過剰摂取は78ページで述べたように腎障害を起こすので、医師や薬剤師に相談してからの摂取をすすめる。

栄養素以外でさらに免疫機能をアップする一般的な食材もあげたい。それはキノコなどの多糖類やヨーグルトの乳酸菌である。十分な栄養素が供給されている状態に加えてとると免疫機能のアップにつながる。

乳酸菌では機能性表示食品も出ている。素材としてはプラズマ乳酸菌で、この乳酸菌は免疫機能の司令塔的役割を果たす重要なプラズマサイトイド樹状細胞（ｐＤＣ）を活性化することにより免疫機能を高めるとされている。免疫機能を高めることはインフルエンザなどの予防に効果があることになる。だがその表示は病気の予防になるので薬機法との関連でできない。ただ実際は有効であると考えてよい。

14 お肌が気になるとき

肌は年齢とともに衰え、シワやシミが多くなってゆくが、50代くらいになってくると人によってだんだんその差が大きくなる。差が出るいちばん大きな原因は生活全般にある。その一つとしてバランスのとれた食生活によるビタミンやミネラル、脂質、アミノ酸の供給であり、それがなければ正常な皮膚を維持できない。

実は体内の見えない臓器も、バランスの悪い食生活では皮膚と同じ状態になる。その逆もしかりで、皮膚の衰えは臓器の衰えともつながっていると考えてよい。肌の状態を化粧で隠すのではなく、現実を直視し、食生活も心の状態もバランスよく保つことが第一である。

そのうえで肌の保湿性などを保ってくれる素材を、トクホや機能性表示食品からとると効果を現す。トクホと機能性表示食品の両方で製品があるのがグルコシルセラミドで、この成分は肌のバリアーを作り保湿力を高める作用が確認されている。

機能性表示食品としては、種々の食材から抽出・濃縮されたグルコシルセラミドやヒアルロン酸、コラーゲンがある。ヒアルロン酸とコラーゲンに関して以前は経口的に摂取したものは効果がない、とされてきたが、両者ともに吸収され皮膚に対してそれなりの効果が認められているしっかりした論文が出ている。

こうした錠剤、カプセル型の製品が多い中で、生鮮食品のパイナップルも、含まれているグルコシルセラミドを有効物質とする機能性表示食品として届け出されている。

15 冷え性を改善したいなら

冷え性というのは、気温が比較的高いときでも手足や腰などの一部が冷えやすくなる状態である。原因はホルモンバランスや自律神経の乱れ、貧血であったりする。また服装による締めつけなどが原因となっていたりすることも多い。まずこうしたことに該当しないか見直してみたい。

冷え性になる直接的な原因は末梢血管の血流の低下で、改善のための素材がいくつか機能性表示食品として出ている。ショウガ由来ポリフェノール、モノグルコシルヘスペリジン、ラクトトリペプチド、エラグ酸、クロロゲン酸などである。いずれも末梢血管の血流改善効果の機能が確認されている比較的しっかりした論文がある。

16 骨の健康が気になったら

骨粗鬆症は進行するとちょっとした原因で骨折し、場合によっては寝たきりになるような事態を招くので、骨の健康はしっかりと維持したい。トクホにいくつかの素材がある。

まず骨の素材としてのカルシウムそのもので、これには疾病リスク低減表示が認められている。トクホのソーセージのパッケージには次のような表示がある。

「日頃の運動と適切な量のカルシウムを含む健康的な食事は、若い女性が健全な骨の健康を維持し、歳をとってからの骨粗鬆症になるリスクを低減するかもしれません」

カルシウムの吸収を促進させる素材としては、納豆のネバネバ成分のポリグルタミン酸、骨の形成を助ける因子としてはビタミンK、乳塩基性タンパク質（ＭＢＰ）と、女性ホルモン様作用を有する大豆イソフラボンがある。これらの成分はいずれも骨形成に関してかなり明確な科学的根拠がある。

一方、機能性表示食品の素材としては、β-クリプトキサンチン、大豆イソフラボン、コラーゲンペプチドなどがある。β-クリプトキサンチンはミカンに含まれており、生鮮食品として販売されている。

加工食品の蒸し大豆にも機能性表示食品がある。「本品には大豆イソフラボンが含まれています。大豆イソフラボンには成人女性の骨の成分維持に役立つ機能があることが報告されています。本品は骨を丈夫に維持したい方に適した食品です」と表示されている。さらにコラーゲンペプチドには、骨芽細胞の刺激と骨密度低下抑制のしっかりした論文が出ている。

こうした食品を日常の食生活に活かしてゆくとよい。

17 花粉症が気になったら

花粉症に効果があると表示したら薬機法違反になるので書けないが、花粉症対策機能性表示製品として「花粉、ホコリ、ハウスダストなどによる鼻の不快感を軽減する」と表示されている製品がいくつかある。トクホにはこうした表示製品はない。

機能性表示食品には次の素材がある。メチル化カテキンを含むお茶をはじめ大豆発酵多糖類、酢酸菌、乳酸菌、ビデンス・ピローサ由来カフェー酸や柑橘類のジャバラから抽出されたナリルチン、えごまの葉のロスマリン酸など。

製品の体験談としては医薬品に匹敵するような報告もあるにはある。しかしあくまでも体験談であって、臨床試験の結果の論文を見る限りにおいては、花粉症の不快感を軽減するレベルである。花粉症の薬のように考えて使用すると期待はずれになるが、何となく花粉症ではないかという人には結構役立つ可能性を感じている。

第7章

紅麴問題の真の原因と事故発生の深層

1 製薬会社の機能性表示食品で起きた重大事故

小林製薬が製造・販売した機能性表示食品の紅麴関連製品による問題は、薬害に匹敵する非常に大きなものとなった。

当初死者5人、入院患者284人、通院1284人と言われていたのが、死亡との因果関係調査中の人数が2024年11月時点で、さらに121人と膨れ上がっていった(厚労省ホームページより)。

なぜ、国の制度上の機能性表示食品で、しかも有名な製薬会社の製造した健康食品でこのようなことが起きたのか、と読者は疑問に思われたことであろう。

多くの健康被害を出したこの製品は錠剤型であった。種々のアンケート調査によって消費者が、錠剤、カプセル型の健康食品を医薬品と同様に安全性が担保された製品と錯覚して利用していることが明らかになっている。現在、健康食品市場は9000億円超まで膨らんでいる。広告を目にする機会は多く、利用する側は多数の有名企業が参入していることもあり安心して利用しがちである。だが事故は起きてしまった。

紅麹問題以前に起きていた甘い管理のヒヤリ・ハット事故

私は2015年に機能性表示食品制度がスタートする前から、作用の強弱はあるものの、錠剤やカプセル型の健康食品には医薬品のような品質管理が必要だと指摘してきた。なぜなら医薬品に類似した効果効能をうたっており、含まれる物質は明らかに医薬品的作用を有する化学物質であるからだ。健康被害を発生させない錠剤、カプセル型製品を製造しようとするならば、医薬品製造で行われている品質管理であるGMPを義務化すべきであると訴え続けてきた。

本章では、厚労省の調査結果報告と、問題を起こした製品の分析データなどから、事故がなぜ起きたかについて知り得たことを通して分析を行った。その結論として、今回の紅麹問題は、原材料から錠剤化される全過程に、医薬品レベルのGMPが義務化されていたら発生していなかったと判断している。

私がGMP義務化を機能性表示食品制度発足当時に主張したのは、その頃すでに小さい事故ではあるが、GMPによる品質管理が行われていれば起こらないようなことが、いくつも発生していたからである。大事故につながるかもしれない小さな事故が発生しているときに、ぜひとも思い起こさなければいけないのは危機管理におけるハインリッヒの法則である。すなわち、1件の大きな事故・災害の裏には、29件の軽微な事故・災害、そして300件のヒヤリ・ハット（事故にはいたらなかったもののヒヤリとした、ハットした事例）があるとされる。

重大事故・災害の防止のためには、発生が予測されるヒヤリ・ハットの段階で対処していくことが必要である。健康食品の世界でときどき発生していた「原料を取り違えた、ラベルを貼り間違えた、若干のごみが入っていた」といったことが薬でなく食品だったから大きな事故にならなかった、といったことを軽視してはいけなかった。**小さな事故が発生しているにもかかわらず、甘い品質管理の考え方をそのままにして機能性表示食品制度を発足させたことが、大きな事故を生む原因となったのである。**だから大事故を起こしたのだが、小林製薬は機能性表示食品の制度上の違反は何も犯していない。

ここに品質管理に対する制度の甘さが浮かび上がってくる。そしてこのことがどんなに大きな誤りだったかを、紅麹問題を通して問題点を明らかにしていきたい。

2　コレステロール低下作用で期待された紅麹製品

第6章でも述べたとおり、通称悪玉コレステロールと言われるＬＤＬコレステロール値が高い人は、心筋梗塞、脳梗塞などのいわゆる循環器疾患を発症するリスクが高くなることが明らかである。そこで成人の健康診断の検査項目になっている。

日本人の男性の5人に１人、女性の４人に１人は高ＬＤＬコレステロール血症であり、さらに男性の5人に１人、女性の４人に１人は境界線の予備軍である（国民健康・栄養調査）。コレステロールで問題を抱えている国民は全人口の40％くらいになる。そこで小林製薬は確実に効果が期待できる、いくつかの健康食品を機能性表示食品として発売し、そのうち三つの製品が事故を発生させた。

今回問題となった紅麹は、多数ある麹菌の中の「モナスカス属」に分類されている。鮮やかな赤色を呈し、古くから食品の着色剤として用いられている。そのためこの事故直後に添加物として紅麹が使用されている食品の大々的な自主回収が行われた。消費者からは赤い食品というだけで、食品会社に不安の問い合わせが多く寄せられ、事故と直接関係ない製品にまで騒動が広がっていった。

この食品添加物としての紅麹色素は短期間の液体培養法で製造されており、長い歴史の中で事故も発生していない。さらに食品添加物公定書において細かく成分規格が定められており、純度の規格がある。その規格を満たさないものは出荷できないので、紅麹で着色された食品を口にしていたとしても心配する必要はまったくない。

小林製薬の紅麹製品に入っていた医薬品と同じ働きをする成分

一方、小林製薬の機能性表示食品の紅麹は、米紅麹という紅麹菌を米に植えて長期にわたり固体培養法で製造されるものである。製品としては食品添加物と同じではない。さらに法律的には食品添加物のような純度、成分規格はないので、製造者自身が設定し品質管理を行うことになっている。

錠剤、カプセルのような製剤的形状の機能性表示食品に関して言えば、あくまでもGMPは「望ましい」と努力義務になっていた（今回の事故を受けて国はGMPの義務化を決定した）。

この紅麹にはモナコリンKという物質が含まれている。この物質は、コレステロール合成を抑制して血中コレステロール濃度を低下させるという医薬品と同じ働きをする（以下、医薬品成分とする）。実際モナコリンKは、WHO（世界保健機関）が策定した医薬品リストにロバスタチンという医薬品名で掲載されている。したがって、紅麹を一定量摂取すればコレステロール値が低下するのは、ある意味当たり前の現象である。

食品にコレステロール低下作用のある医薬品を添加したり、この食品には医薬品○○が入っていますからコレステロール値が低下します、などと表示したりして食品を販売することは、薬機法により禁じられている。ところが、現実に小林製薬の紅麹には医薬品成分が入っていて、しかもコレステロール低下作用の表示をして販売できているが、なんら制度上の違反は指摘されていない。機能性表示食品制度自体に大きな問題が内在していることが考えられる。

くり返すが、米紅麹には医薬品としても販売されているモナコリンKが入っている。そこで健康食品として摂取すれば、コレステロール低下作用という期待する効果が得られるのは確かである。小林製薬はこの点に注目し、機能性表示食品として届け出ることにした。しかし、それは結局、医薬品のロバスタチンと同一物質である。だから、同社は紅麹製品の有効成分をモナコリンKと表示して申請を出した場合に、消費者庁は医薬品を含む健康食品と判定して届け出を受理しない。

ではどのように届け出たのか。消費者庁のデータベースで製品の一つである「紅麴コレステヘルプ」を調べたところ、小林製薬は、モナコリンKが薬機法に抵触しないですむよう回避策として有効成分を米紅麴ポリケチドとして申請していた。ポリケチドというのは紅麴に限らず、微生物がアセチルCoAという物質を原料として合成する種々化合物の総称である。その中にモナコリンKは含まれており、事実上効果を発揮しているのはそのモナコリンKである。だが、届け出た有効成分名は米紅麴ポリケチドだったので消費者庁は問題としなかった。

小林製薬が消費者庁に届け出た機能性表示食品の有効性証明のための論文にも当たってみた。そこでは、ポリケチドの成分モナコリンKがコレステロール低下作用の本体成分であると報告している。言い換えればポリケチドを含有する健康食品であるが、有効成分として入っている物質の本体は医薬品である。医薬品が医薬品名で届けたらダメなのに、医薬品を含む総称名なら機能性表示食品の場合OKという事実は奇妙であるが、現行制度ではOKになるのである。

しかしこうした届け出をこのまま放置すると今後、たとえば漢方薬となっている植物の抽出エキスに含まれる医薬品成分が、総称名で届け出される可能性もあるに違いない。消費者庁には制度的な検討をしていただきたい。**機能性表示食品制度のこの抜け穴的な問題の深刻さは単純ではない。**

処方箋なしでは買えない医薬品成分を健康食品として販売

モナコリンKは日本では医薬品として販売されていないが、日本でも同じような化学構造と作用の医薬品がいくつか販売されている。コレステロール値が高いと処方されるのでご存じの人もいるだろう。モナコリンKのような医薬品を総称してスタチン系医薬品と言う。そこで、このモナコリンKを含む紅麹がもしスタチン系医薬品として扱われたら、どうなるかを調べてみた。

- スタチン系医薬品は薬局で勝手に購入できない、医師の処方箋がないと買えない医薬品である。
- ところが小林製薬の紅麹製品の場合は簡単に購入できる。

これがまず驚くべき事態である。紅麴に含まれるスタチン系医薬品は、お客さんが薬局で「コレステロール値を下げたいので」と言っても買えない医薬品なのである。その理由は、誤った使用や副作用に注意を要し、薬剤師さんが投薬後も監視を必要とする医薬品だからである。薬剤師さんたちがよく参照するファーマシスタというサイトを見ると、スタチン系の医薬品を渡す患者さんへの「薬局での注意点・服薬指導のポイント」が次のように記載されている。

①腎機能の臨床検査値を定期的に確認する。
②筋肉の痛み・脱力感・赤褐色尿の有無など横紋筋融解症の症状をお伝え。
③定期的に血液検査を実施（CKに問題ないか確認、基準値の5〜10倍が横紋筋融解症の目安）。

CKとはクレアチンキナーゼと読み、筋肉が損傷すると血液中に漏れ出す酵素のこと。①の腎機能を臨床検査値で定期的に見て注意するのは、スタチン系医薬品で確認されている副作用だからである。

②で伝える横紋筋融解症の症状を、同じスタチン系の薬メバロチンの添付文書では、重大な副作用として次のように記載されている。

「筋肉痛、脱力感、ＣＫ上昇、血中及び尿中ミオグロビン上昇を特徴とする横紋筋融解症があらわれ、これに伴って急性腎障害等の重篤な腎機能障害があらわれることがある」

③ではこの医薬品が、定期的に血液検査をするほど監視が必要ということがわかる。

ただ、いくら医薬品であっても、服用量が少なければ副作用の発生頻度は非常に低いと思われる。そこで、紅麴に含まれるモナコリンＫの濃度がかなり低いのかもしれないと思い調査をしてみた。

小林製薬の届け出た論文から判断すると、ポリケチドとして２・０mgを含有していることになっている。このポリケチドは大半がモナコリンＫなので、ロバスタチン（モナコリンＫの医薬品名）が医薬品として用いられる量の２・５mgにほぼ等しい医薬品濃度であったと推定できる。

もし医薬品なら腎障害発生を報告しなければ厳罰となる

こんな注意が必要な成分を含む機能性表示食品の紅麴だが、パッケージには、アレルギーの人や妊産婦、乳幼児は摂取を控えるようにといった一般的注意事項と並べて「筋肉痛・脱力感・尿の色が濃いなどの症状が出た場合は、ご使用を中止し、医師にご相談ください」と記載されているのみである。

医薬品として渡される場合は種々注意されるのに対し、機能性表示食品として入手した場合は、読むか読まないかもわからないようなところに注意書きが簡単にあるのみである。

小林製薬はこの製品の効果の本質が医薬品成分であると知っていて販売しているので、制度には違反しないが極めて危険なことを行っていたことになる。それは、スタチン系医薬品の副作用として発生する重大な注意事項、横紋筋融解症による腎障害の可能性である。

紅麹による複数の腎障害の情報が入ったとき、まずこの副作用を疑って、消費者庁へ届け出るべきであった。これがもし医薬品だったら、複数の腎障害の報告があった時点で放っておいたら厳罰に処せられる問題である。今回の紅麹の場合でも、製薬メーカーの責任意識として当然被害情報として届け出るべきであり、そうすれば届け出の遅れによって発症した健康被害者の数は減らせた可能性がある。

以上のように**医薬品としては相当注意を要する成分を含む製品が、機能性表示食品としては消費者が簡単に購入、使用できる制度自体に大きな問題がある**ことが露呈した。一方で小林製薬はある意味、制度の言葉上の抜け穴を使用した商売的に見たらうまい方法を考えたわけである。だが、処方箋医薬品となるような要注意の医薬品成分を含むことを周知している以上、製薬会社としては医薬品的品質管理を行うのが正しい倫理姿勢だと私は考えている。

3 臨床試験まで行った製品に何が起こったのか

今回の事故は、紅麹のモナコリンKによる腎障害ではなかった。では何が健康障害の原因であったかを考えてみたい。

まず、問題となった製品の一つである紅麹コレステヘルプの機能表示の部分には大きな活字で「悪玉コレステロールを下げる」とある。だから機能性表示食品としては数少ないヒトによる臨床試験が行われていた、と見る人が見ればわかる。臨床試験が行われたとはそんなに意味があることなの？と感じる人もいると思うので、少し詳しく説明させていただく。

企業にとって低コストが大きな魅力の機能性表示食品

一般の食品は、コレステロール、血圧、血糖値、中性脂肪などの上昇を抑制する働きがあったとしても、そのような健康に関する効果を表示して販売することは薬機法に抵触するのでできない。しかし、トクホや機能性表示食品は一定のルールのもとにその表示が可能である。まずトクホは販売されている製品そのもので臨床試験を行い、効果が確認されているもののみが国の審査のうえ、販売が許可される。

一方、機能性表示食品はその機能の有効性に関してすでに報告されている論文があることを確認する（文献調査）。論文があればその「△△には○○という機能が報告されている」と表記して販売できる。加えて、もしトクホのように臨床試験でその効果が示されれば、「△△が含まれているので○○という効果があります」と表示することができる。

トクホのように製品そのもので臨床試験を行い効果の確認をするには、時間と莫大な費用が必要である。それと比較したら、文献調査によって機能を確認するのであれば、比較的簡単にかつ安価でその証明が可能である。ところが、文献的に機能が確認されている成分が入っているからといって、その製品に機能があるとの保証はないので、表示に「効果がありますす」とは書けない。単に「△△が含まれているので○○の効果が報告されています」としか表示が許されていない。

この制度は医薬品におけるジェネリック医薬品制度と若干似ている。第6章でも述べたが、先発品と違い、健康に効果のある成分がジェネリックの場合、錠剤化の際に使用される添加物や錠剤として成型する仕方により、できあがった錠剤で必要な成分が溶解せず、ほとんど吸収されないことすらある。

このように消費者にはわかりにくくなっているが、文献調査のみによる機能性表示食品の方法は、お金と時間をかけずに機能が表示できる制度である。これは企業にとっては大きな魅力である。結果として機能性表示食品の大半は、文献調査のみの製品である。2024年10月4日現在で届け出されている機能性表示食品の総数は8878件あるが、そのうちトクホのように臨床試験で機能性を評価して届け出ている製品は351件で、全体のわずか4%である。

文献調査により届け出る製品が多い流れの中で、「悪玉コレステロールを下げる」と表示している小林製薬の製品は、臨床試験が一応行われて市場に出されている。制度上からは、お金をかけて製品開発に取り組んでいたことがうかがえる。

誰が見ても不純物がはっきりわかる分析結果

ではなぜ、臨床試験まで行って販売された製品がこのような事故を引き起こしたのだろうか。その回答は非常に単純で、不純物が混入していて、その不純物が腎障害を発症させたからである。

小林製薬は不純物混入に関してまったく考えていなかったわけではなかった。紅麹菌の中にシトリニンという腎毒性を有するカビ毒を産生する可能性が世界中で指摘されていることから、シトリニンを産生する遺伝子を有しない菌で原料を作成していた。そして確かにシトリニンを産生していないことを原料の確認で行っていた。

そこまでしたのになぜ事故を防げなかったのかは、次に私が知り得た事実が真相と考えている。実はこの事故が発生して間もなくある報道機関から、小林製薬の問題になっている製品のロットとそうでないロットを所有しているので、もし可能なら分析してもらえる専門家を紹介してほしい、との問い合わせを受けた。

そこで私が代表理事を務める日本食品安全協会の理事長で、岐阜薬科大学薬物動態学研究室の北市清幸教授に依頼することになった。そしてその分析結果は予想もしないものだったのである。

北市教授は液体クロマトグラフィー（液クロ）という方法で分析を行った。そこで不純物が含まれていることを明確に示す結果が出た。ちなみに、その検出方法は特殊な方法ではなく、医薬品分析の経験のある人なら簡単に行える方法である。

こんなに簡単に検出できることに気づけていないとなると、本当に品質管理が手順書どおりに実施されていたのかどうか、またはやっていたとしても形式的にやっていただけ、という疑いをぬぐえない。私は製品規格で示されている液クロのパターンは、紅麴コレステヘルプが紅麴という食品成分の濃縮物なので非常に複雑で不純物が見分けにくいため見落としていたのだろう、と推測していた。

しかし、北市教授から送られてきた結果（１８４～１８５ページ図５）を見て驚いた。通常の赤色物質と有機物質を対象とした分析法でこれほど明確に不純物が混入していることがわかるのに、なぜ小林製薬はこの事実を見逃してしまったのだろうかという強い疑問が湧き上がった。

紅麴コレステヘルプの品質管理については、原料はＨＡＣＣＰ（危害分析重要管理点）で、錠剤化はＧＭＰで管理されていたと小林製薬は言っている。この両品質管理の過程では、何回か液クロによるチェックが行われていたであろう。発見できなかったのはなぜか、次項でこの疑問について述べていきたい。

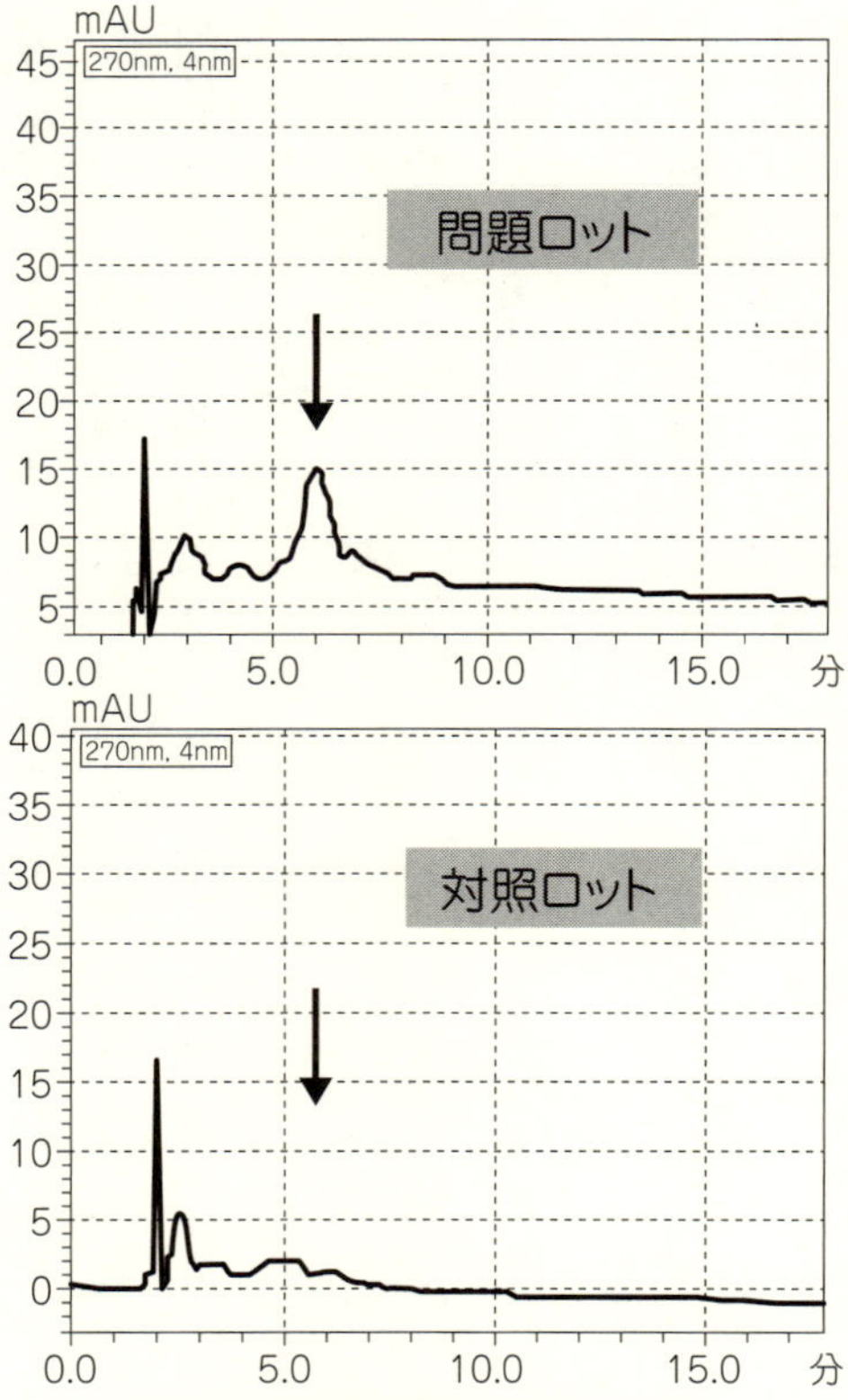

有機物質(270nm)分析

図5　問題ロットと対照ロットの分析結果

赤色物質と有機物質の分析の結果であるが、どちらで分析しても問題ロットのグラフには不純物の混入が確認できる。

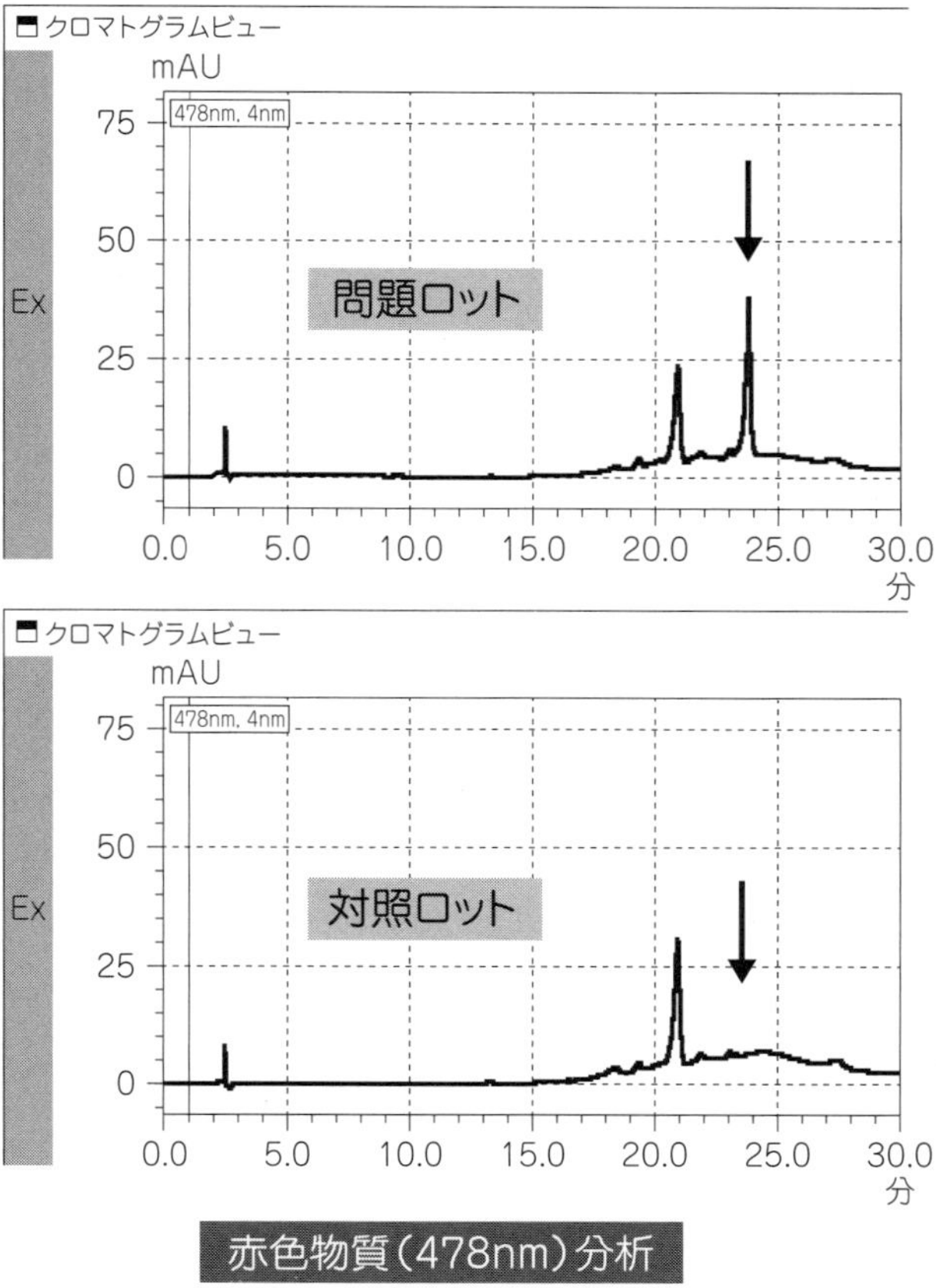

出典　岐阜薬科大学薬物動態学研究室・教授 北市清幸

4 それでも不純物を発見できなかったわけ

ヒトによる臨床試験で有効性を確認するようなことまでして製造された製品で不純物の混入が見すごされたのは、品質管理が杜撰《ずさん》であったとしか言いようがない。ではこうした事故を発生させないような品質管理方法はあるか、というとその方法はやはりＧＭＰである。

１９５０年代くらいから医薬品の世界では、不純物を含んだり、医薬品の含量が大幅に過剰であったり、不足していたりすることによる重大な事故が何回か発生していた。その対策に米国のＦＤＡは、ＧＭＰ（Good Manufacturing Practice、適性製造規範）という品質管理の手順を考案し、製薬会社にこの手法による品質管理手順を義務づけた。

ＷＨＯはこの品質管理方法の有用性を認め、医薬品製造においてこの品質管理手順で行うよう全世界へ勧告した。日本も勧告に基づき医薬品製造において義務づけられている。

米国はさらに錠剤、カプセル型の製剤的形状の健康食品（ダイエタリーサプリメント）にも、ＧＭＰに準拠した品質管理に基づく製造を30年前に義務づけている。

この品質管理ＧＭＰは、原材料の受け入れから最終製品の出荷にいたるまでの全工程において管理を組織的に実施することである。その基本は以下の二つに重点を置いている。

①製造管理：主に作業員、機械、操作手順などによる製造行為に着目した管理
②品質管理：原材料、中間製品、最終製品の試験など、品質の確認行為に着目した管理

この厳しい管理の考え方でＧＭＰを遵守して製品を製造すれば、次の三つの事項が確保されることがわかっている。

①各製造工程における人為的な誤りの防止
②人為的な誤り以外の要因による製品そのものの汚染および品質低下の防止
③全製造工程を通じた一定の品質の確保

くり返すが、小林製薬はＨＡＣＣＰとＧＭＰによって管理していたと言っている。しかし以上のような品質管理の手法であれば、液クロの結果を見逃すはずはない。間違いなく今回の事故は防げた、と言える。

小林製薬はその名のとおり製薬会社であるから、医薬品の事故を発生させない製品を製造する品質管理基準があることを知っていて当たり前である。では、医薬品成分を含む健康食品でなぜそれを行わなかったか、という疑問が湧いてくるであろう。

その理由は、制度が要求していなかったからである。GMPによる品質管理の重要性と有効性は一般の食品会社よりよくわかっていた。しかし、制度として要求されなければ、よいことがわかっていても行わない。それはなぜかと言うとGMPによる品質管理にはお金と人が必要となるからである。「安い」を「品質」に優先する近年の日本産業全体に流れている経済学的思考が、ここにも表れたのである。

5 小林製薬は何がいけなかったのか

死者を含む重大事故を発生させてしまった今回の紅麹問題は、再発を防ぐために事故原因を徹底的に究明しなければならない。そこで、過去の製薬業や食品製造業者が起こした事例をたどり、日本の製造業に内在している問題点を探っていく。

過去の事例と違い小林製薬は違反はしていなかった

記憶に新しいのは、2020年、小林化工という製薬メーカーが製造販売した不良医薬品による事故である。水虫の薬に睡眠導入剤が混入した製品を服用した2人が死亡、38人が車を運転中に意識を失い事故を発生させるというとんでもない痛ましい事故となった。

事故はGMPによる品質管理を行っていなかったために発生した。医薬品にはGMPが義務づけられているので、県による監査があったが、その際にはやっているように見せるための書類まで偽造するほど悪質な違反を行っていた。

ちょうどこの事故の前後に、ジェネリック医薬品を製造販売する後発薬業界でGMPに関する不正が発覚。メーカーが相次いで業務停止命令の処分を受け、医薬品が不足する事態まで引き起こした。

食品製造業で言えば、2000年に雪印乳業（現・雪印メグミルク）が、黄色ブドウ球菌の毒素による戦後最大規模と言われる食中毒事件を発生させてしまった。被害者は、乳製品を摂取した近畿地方の1万5000人近くの人々である。原因となった工場の乳製品製造の品質管理はHACCPに準拠して行っている。しかし停電が起き、乳製品に黄色ブドウ球菌が増殖してしまった。HACCPに準拠すれば当然廃棄処分だが、あろうことか出荷してしまう。

以上のことから明らかなのは、義務づけられていた品質管理をしっかりやれば防げたことを実際にはやっていなかったから問題になったのである。当然と言えば当然であるが、小林製薬の事故はこれらの問題とは少し様相が異なっている。

小林製薬は今回の紅麹の製品の製造にあたって、機能性表示食品の制度上やるべきことはすべて行っていた。にもかかわらず、事故が起きてしまった点が過去の企業の不祥事と大きく異なっている。

では小林製薬は何らとがめられるべき点はないのか、というとそうではない。私は少なくとも二つの点で強く非難されるべきであると考えている。

一つは、医薬品成分が明らかに入っている健康食品を、制度上義務づけられていないからといってGMPに準拠せずに製造したことである。前述のように、原材料から錠剤化までの全工程をGMPで品質管理を行えば防げたと考えられる。作用の弱い食品成分ではなく、処方箋医薬品と同じ成分を含む製品を製造するにあたっては、良心的に考えればGMPによる品質管理を行うべきであろう。

もう一つは、被害情報をもっと早く公表すべきであった。２０２４年1月11日に最初の健康被害を知り、その数日後に2例目の情報を得ていたにもかかわらず、問題を公表したのが３月22日であった。この遅れが一部の被害者の健康状態を悪化させたと考えられる。

医師から届いた報告が腎障害だったことから、小林製薬としては紅麹に含まれる可能性のある腎毒性物質のシトリニンを会社独自の遺伝子技術で除いていたので、腎障害が発生するはずはないと考えたかもしれない。

しかし、この紅麹のコレステロール低下作用は処方箋医薬品成分であるモナコリンKによるものである。その成分による副作用の一つに腎障害があるので、医薬品と見るなら消費者庁なりに届け出てしかるべきである。特に製薬メーカーであることを考えれば当然行うべきであった、と言わざるを得ない。

以上の二点において、小林製薬は非難されるべきと考える。中でも原材料をＧＭＰに準拠せずに製造した点は、今回の事故を防げた可能性が非常に高いだけに問題である。倫理的に大きな責任を問われるべきであるが、制度としての違反は特に行ってはいなかった。そこで最後に、なぜこのような制度ができてしまったかを考えてみたい。

6 経済成長戦略として誕生した機能性表示食品制度

今回問題を起こした健康食品は機能性表示食品である。この制度は2015年にスタートした。制度検討の指令を経済成長戦略の一つとして出した2013年に、当時の安倍晋三内閣総理大臣は次のような演説を行った。

「現在は、国から『トクホ』の認定を受けなければ、『強い骨をつくる』といった効果を商品に記載できません。お金も、時間も、かかります。とりわけ中小企業・小規模事業者には、チャンスが事実上閉ざされていると言ってもよいでしょう。アメリカでは、国の認定を受けていないことをしっかりと明記すれば、商品に機能性表示を行うことができます。国へは事後に届出をするだけでよいのです。(中略)目指すのは、『世界並み』ではありません。むしろ、『世界最先端』です。世界でいちばん企業が活躍しやすい国の実現。それが安倍内閣の基本方針です」

この指示のもとに検討され、作られたのが機能性表示食品制度である。安倍元総理は健康食品の機能性表示により新しいビジネスの創出をうたい、演説の中でその例として「丸の内タニタ食堂」をあげている。ところが、それは大きな勘違いで、タニタは社員に健康食品を配布して社員が健康になったのではなく、食生活を変えて社員を健康にしたのである。

欧米の制度を真似て、国際競争に強い商品の創出を促すことを宣言され作ったのが機能性表示食品である。ただ、日本以外のいわゆる先進国で行われている非常に大切なGMPを義務づけることは真似なかった。

できあがった機能性表示食品制度では、有効性、安全性に関する国の審査は必要とせず、事業者の責任においてガイドラインを遵守して届け出ればよいことになっている。

GMPは安全な医薬品を製造するために適した品質管理法であるので、医薬品と形状が似ている錠剤、カプセルのような製剤型の健康食品の製造にGMPが適している、と考えるのは自然である。機能性表示食品制度の検討会でも、GMP義務化の可能性を感じさせる発言が何回か出ていた。だが最終的には「製剤型の機能性表示食品はGMPに準拠して製造するのが望ましい」と制度がまとめられた。

その大きな原因は業界の圧力であった、と推測している。私はこの制度が検討されている最中に出席したあるシンポジウムで、錠剤、カプセル型製品に対するGMP義務化の必要性を発言した。すると、食品業界の大物と称される方から、「先生は学者の理想論で食品業者を潰す気ですか」とかなりの剣幕で非難されたのである。しかし錠剤、カプセル型のサプリメントにＧＭＰを義務づけていないのは、欧米先進国とＡＳＥＡＮを含めた国々の中で日本のみである、と述べた。私の主張は間違っていなかったと考えている。

企業が導入を反対する大きな理由は、非常に手間もお金もかかるからである。ＧＭＰを行うには、企業がＧＭＰの本質をよく理解して導入するための作業や業務を進める手順を詳しく記載した指示書ＳＯＰ（標準作業手順書）がいる。かつ、ＧＭＰで特に重要なポイントとなる管理を行うためのインフラ整備と、人の確保が必要になる。

現実に小林製薬のように、医薬品をＧＭＰで管理して製造している会社ですら、義務でなければ行わない、という事実がある。実施しようとすれば手間とお金を要するので、企業サイドからすれば、できればやりたくない。品質を確保するために必要だとわかっていても、そこをおろそかにしてでも儲けることを優先する。そんな近年の日本のモノづくりへの姿勢の中で、機能性表示食品制度が発足したことが、結果的にこの事故につながった。すなわち大局的に見ればダメであるが、安倍元総理の演説の趣旨に沿った「企業がいちばん活躍しやすい制度」が作られた、と考えている。

7 「儲かる」を「品質」に優先させる日本経済の根本姿勢

このモノづくりにおいて形だけ整え、それらしきものを製造し、できるだけ安く販売するような風潮は最近に始まったことではない。奇しくも機能性表示食品制度が始まった数年のうちに、神戸製鋼所の事件が発覚した。長年にわたって規格に満たない製品データの改竄《かいざん》を行い、その製品が多くの人を運ぶ新幹線や航空機の一部にも使用されているという衝撃的なニュースであった。それを皮切りに、大手メーカーの東レ、三菱マテリアルなどでも同じような不祥事が発覚。日産自動車、スバルが無資格者の審査でOKを出した自動車を出荷していたことも判明する。これら工業生産部門での品質管理の杜撰さが浮き彫りになった不正問題も、当時報道されていた。

2018年には日本を代表する油圧機器メーカー大手のKYBによって、検査データを改竄した免震用ダンパーが出荷され、それが全国の官公庁をはじめとする多くの施設で使用されていたことが大きな問題となった。この頃すでに表向きだけ整えられているが、中身は安全性に対する信頼が大きく揺らぐような不正が相次ぎ、「モノづくり日本」のイメージからほど遠い事態が始まっていた。国は免震用ダンパー問題に対し、「これらを使用した建物は基準が満たされていないといっても、震度6～7程度では倒壊の恐れはない」と見解を発表。どう見ても、国民の動揺を防ぐことが大きな目的と推測されるようなコメントであった。

不祥事が発覚しない企業風土はどこからきたか

食品についてはどうかと言えば、機能性表示食品制度発足の頃、国民生活センターのホームページには製品回収報告のコーナーがあり、当時、驚くほどたくさんの食品製造企業の製造工程におけるミスによる回収の報告記事が出ていた。

このコーナーに掲載されているミスは、表示の間違い、異物混入、内容量が規定値を下回るなどなど。もしこれが医薬品で、このような頻度で発生しているとしたら震撼させられるような内容であった。

しかも報告記事にはかなりの一流企業名も出ている。そのくらいの規模の食品会社なら、製造に関する品質管理としてＩＳＯ（国際標準化機構）かＨＡＣＣＰに準拠している。しかし、こうした問題が発生しているのは、食品製造の品質管理におけるＩＳＯ、ＨＡＣＣＰによる品質管理の限界だからと考えられる。医薬品にこうした事故がめったに発生しないのは

ＧＭＰが導入され、そのＧＭＰに準拠してしっかりその製造が行われているからである。

前述の大企業が起こした一連の不祥事のうち、メディアで騒がれるような事態の多くに共通する大きな問題点がある。それは、内部告発などで発覚するまで、比較的長年その状態が続いていたという事実である。しかもそれは現場が勝手に行ったことで、経営陣の命令ではないというニュアンスが色濃く漂っている。真実はどうであろうか、大きな疑問である。

しっかりした技術者が多くいる日本企業で、現場において誰もこの問題に気づかなかったわけはないであろう。〝気づいていたけれど、顧客にばれなければこれくらいは大問題にならないだろう〟という考えが、経営陣と現場に阿吽《あうん》の呼吸を生んでいたのではないだろうか。逆に言うと、気づいて問題とした現場の技術系社員は結構多かったに違いないと思われる。だが、指摘しても無視されるどころか、社員としての出世の妨げにすらなっていたのでは、と推測している。

このようなことが社会に次々と発生する一因として、〝自分に課された責任よりも上司の気持ちの忖度を最優先して行動をとる人〟がその会社で上司から守られる、ということがある。アベノミクス経済政策下ではそれが、官公庁を含めて平然と行われ、日本社会全体に蔓延しているからだと考えている。

私は現在、日本GMP支援センターの副理事長を務め、医薬品と健康食品のGMPの運用の監査並びに助言を行い、品質の確保と向上に寄与すべく活動している。そこでは、品質管理に関する生産部門と営業部門の確執で発生している問題によく直面する。

取り扱った事例の中で印象に残っているのは、GMPに準拠しないで医薬品製造を行っていたメーカーに厚労省の指導が入り、その会社のGMP管理の構築について助言をしたときのことである。

なぜこんなことが起こってしまったのか、と調査する過程で明らかになったのは、会社側にしっかりした安全対策の整備を要求するまじめな技術者の首が、次々とすげ替えられていた事実であった。

本章の最初に書いたように、将来の重大事故の防止のためにはヒヤリ・ハットの段階で対処しなければいけない。しかし、製造業の多くに発生していた問題を他人事と捉えて、厳しく反省してこなかった。そのような姿勢が最近発生したダイハツ工業やトヨタ自動車までも不正を行っていた温床になったと考えている。まさに「儲かる」を「品質」に優先させた日本経済の根本姿勢の表れとして、品質を軽んずることを認める制度まで作ってしまったことで、今回の紅麹問題は発生したのである。

第8章

健康食品で命を落とさないために

1 「効果には個人差があります」は、期待されると困るという意味

きれいなタレントさんが「私この健康食品をとり始めてから……」とテレビのコマーシャルなどで言っている場面に遭遇する。広告を見るほうからするとこんなにきれいになれたらいいな、と思っていると横に小さな文字で「これは個人の感想であり、効果には個人差がありますから効果を保証するものではありません」と出てくることがよくある。

このように肝心な「効果について個人差」を言い訳めいて書いている広告は、新聞、雑誌、ネットなどでもよく目にする。これは暗に企業主がここまで期待してもらっては困る、という意味である。したがってこんな効果は、自分には当てはまらないととったほうがよい。

そのタレントさんは当然、宣伝で使用している健康食品だけを摂取しているのではない。きれいになるために食事に気をつけ、ジムにも通いと並大抵でない努力をしているはずである。そうした努力のうえで健康食品はきれいになるための一助になっているかもしれない。

つまり、魔法の薬のごとき効果のある健康食品はないのである。

そこで悪く言えばだますような広告を禁ずるため「打消し表示」に関する法的規制がかけられている。打消し表示というのは、こんな効果があります、といった表示を見た者に過大な期待や誤解が生じることを「打ち消す」ための表示を指す。すなわちその広告を見た人に「自分にも同じような効果が得られる」などと誤解させてはいけない、という消費者に対する思いやりの法律として景品表示法がある。

こうした表示は企業サイドからすればあまり見てほしくないので、隅のほうに小さく、または動画だったりするとほんの一瞬にして気づかないようにしたいと考える。ただ、消費者の目につかないレベルであると、この法律に抵触し業者は罰せられることになる。くり返すが、「個人差があります」と打消し表示のある健康食品には、コマーシャルに出ている人と同じ効果が得られるなどと考えてはいけないということである。

2　健康食品を摂取して健康になるための条件

日本の機能性表示食品制度は、米国のダイエタリーサプリメント制度を真似て作られた。米国では、この制度の法律の最初に、ダイエタリーサプリメントに関する法律をなぜ定めるかという根拠の説明が15項目にわたって記載されている。

全体を通して二つのことが書かれており、最初の9項目でダイエタリーサプリメントを食生活においてどのように位置づけることが大切であるかを述べている。その内容は、健康維持にはまず食生活が大切で、ダイエタリーサプリメントを食生活の補助として上手に使用することが重要と書いてある。後の5項目はダイエタリーサプリメントの市場経済効果について書き、最後に結論を第15番目として次のように述べている。

- 健康増進には、消費者の安全なダイエタリーサプリメント選択の権利を守る法的措置が必要。
- ダイエタリーサプリメントに対する現在の一時しのぎのつぎはぎの規制策に代わり、連邦政府として合理的制度の確立が必要。

こうした趣旨で米国は、1994年にダイエタリーサプリメント健康教育法を制定した。この法律は、ダイエタリーサプリメントをしっかりと定義し、製品の安全性を含めた質を保証している。その質の保証の基本としてGMPという製造プロセスの基本要件を義務づけ、それとともに最新のcGMP（cはcurrentで「最新」の意味）に準拠して製造されていない製品は販売してはいけないことになっている。

そして何より注意しなくてはならないのは、**ダイエタリーサプリメントを摂取するだけで健康になろう、という考えでなく、健全な食生活をベースにしてダイエタリーサプリメントの摂取をすすめている**ことである。

そこで日本の実情を見ると、消費者庁はトクホ、機能性表示食品、栄養機能食品のすべてに「食生活は、主食、主菜、副菜を基本に、食事のバランスを。」の表示を義務づけている。特に機能性表示食品の一般向けのパンフレットの裏表紙には、「機能性表示食品の利用のポイント！」として三つあげており、最初に「まずは、ご自身の食生活をふりかえってみましょう。食生活は、主食、主菜、副菜を基本に、食事のバランスをとることが大切です」と食生活の重要性を大きく訴えている。そして残りは、過剰摂取への戒めと摂取して体調が悪くなったときの対応である。

このように米国の制度のうち、食生活による健康維持の補助として使用しなさい、との意向はよく出ている。機能性表示食品もそれ単独で健康になるものとして考えない点がしっかり表記されている。しかし残念ながら品質管理に関しては、現在の制度では不十分である。

その為今回の紅麹問題を受けて国はＧＭＰの義務化を決定した。

要は、**健康食品で病気を治そうというのではなく、病気にならないように健康食品を役立てる、という考え方に重点を置きましょう**ということ。すなわち、健康食品によって健康維持を図ろうとするとき、洋の東西を問わずその基礎になるのは、まず正しい食生活を前提とすることを忘れてはいけない。健康食品の摂取にあたり、最も大切なことを強調させていただいたうえで、本章では改めて全体を通して健康食品とのつきあい方について述べていきたい。

3　病気の治療に健康食品を使用するのは間違い

がん、糖尿病、腎臓病など病院で治療をしても進行してしまう疾患が多数ある。これら疾患に効果があると称する健康食品が、口コミや違法すれすれの裏商売的に高額で販売されているケースがある。その健康食品の広告には、どんな病気でも治ったという体験談がちりばめられている。

最終的に販売者が薬機法違反や詐欺などで逮捕される事例も後を絶たず、多くの健康被害が出ている。この被害者の方々はまともな医療を受ければそこまでひどくならなかった、と推測されるだけに許しがたい感情が湧く。

しかしここでもう一つの問題は、被害者が自分の疾患を健康食品で治そうとした点に大きな問題がある。前章までで十分ご理解いただけていると思うが、**「健康食品≠医薬品（健康食品は医薬品ではない）」**ということを改めて肝に銘じておいてほしい。

もし自分のかかっている医師に不安があるようだったら、健康食品に頼らずセカンドオピニオンの医師を探すのがよい。特に難治療性の疾患になると、藁《わら》にもすがりたい、という気持ちになる。嘘でもいいから効果があると言われる製品を使用してみようか、という行為は絶対にしてはならない。

4 健康食品を免罪符にしてはいけない

旧知の内科の教授が「医者に糖尿病患者が多いのは糖尿病の薬があるからですよ、糖尿病にならないようにするのに食生活の重要性はよくわかっているはずなのに、薬があると思ってつい暴飲暴食をするからです。糖尿病の治療薬が彼らの誤った食生活の免罪符になってしまっているのです」と話してくれたことがある。

実際私がよく知っている有名な医学部教授にも糖尿病の人が何人かいる。医師でさえ、そうであるから糖尿病患者が増え続けているのも当然かもしれない。

実は私自身も血糖値が一度ならず完全に糖尿病領域に入り、食事と運動でかろうじて糖尿病の境界線を越えるか越えないかの生活を送っている。私がそのようになったのも、まさに身近なところで糖尿病薬が見事に血糖値を抑えるのを見聞きし、暴飲暴食を抑えられなくなったからと言える。

旨いものを食べ、おいしいお酒をたしなむ、ということがすぎれば体に悪いとわかっていてもやめられないのは人間の性と言うべきかもしれない。

医師が糖尿病になってしまう例からもわかるように、よく効く薬があるからとそれに頼るのは論外である。健康食品の世界もまったく同じと考えていただきたい。

5 「食品成分だから安全、自然の成分だから安全」は大きな誤り

われわれは食品を毎日食べて元気に生活できているので、そんな食品の成分ならば安全と

考えがちである。だが、第1章でも述べたように、食品の成分も化学物質であり、量によってはどんな作用をわれわれに及ぼすかわからない。

食塩も酢も量によっては死にいたることすらある。どんな植物でも日常食べる野菜も含めて多かれ少なかれ、われわれの健康に障害を起こす物質を含んでいる。食卓にのぼる野菜は基本的にそうした毒素の量が少ないので、野菜として食べるときには問題ない。ところが、エキスなどで濃縮された場合には、毒素も同じように濃縮されている可能性があるから気をつけなくてはいけない。

「食品成分だから安全です。自然だから安全です」とそこに安全性の根拠を説明するような内容の宣伝をしている会社の製品は、避けたほうがよい。その会社の方は心底お客様のために自然に近いいちばん安全な製品を届けようとするが、自然の怖さをある意味ご存じないのである。添加物でカビの生えないものより、無添加で少しくらいカビが生えるもののほうが安全と考えているからである。

かつて北海道の食品事業者が、病原性大腸菌O－157で7人の死者を出す大きな事故を起こしてしまった。漬物を作るときに次亜塩素酸ナトリウムで消毒する際の強い塩素の匂いが気になり、消毒用の次亜塩素酸ナトリウムを少なくして安全な漬物を作ったつもりが、消毒が不十分であったため菌が増殖してしまった。

これなども事業者は塩素の量を減らして、お客様により安全な漬物を供給しようとした考え方が仇になっている。このように自然のままが本当の安全と考えている事業者は、非常に危険な事故を起こす可能性がある。

6 いい加減な健康食品を毎日とるのは健康を害するのみ

健康食品は今右肩上がりで盛り上がっていて、さまざまな手段で宣伝がされている。私もそのうまい宣伝文句に思わず引き込まれそうになる製品もある。しかし、トクホ、機能性表示食品でない健康食品は基本的に使用しないほうがよい。

そうした健康食品の中には「トクホや機能性表示食品にするのには申請などにお金がかかります。当社はそんな費用を節約してお客様に還元することを考え、価格に反映させていますからお値打ちです」などと宣伝手段にしてしまうケースがあるが、見当違いである。

これまで述べてきたように食品には必ずと言ってよいほど危険な化学物質が含まれていて、錠剤になると何が濃縮されているかわからない。現実に産地によって重金属の含量がどれくらい異なるかを調査し、コメの基準値の何倍ものカドミウムが健康食品で検出された報告がある。

自主的基準で安全に製造するのと、国の制度に基づきマニュアルがあって製造過程がコントロールされている意識を持って製造するのでは、ミスの発生頻度が大幅に違う。国の制度下にない健康食品はどんな不純物が入っているかもわからない。もし何らかの事故が起こってもそうした食品には事業者に届け出義務はない。被害もかなりの問題になるまでわからないから、早く知れば防げたかもしれない健康被害に陥る可能性がある。

紅麹の健康被害でも、公表が遅かったことが問題を大きくしたと指摘されている。医薬品の世界なら、被害の情報が会社に入ったらすぐ報告しなければならない。その真似をしたはずの機能性表示食品ですら、いつまでに報告しなければならない、という義務化がなかったために紅麹問題に見るように非常に遅れてしまった。

単なる食品として販売されている国の制度下にない健康食品は、公表までにもっと時間を要することになるので場合によっては非常に悲惨なことになる。**一度害された健康は取り戻すのが大変に困難であることがしばしばあるので、保健機能食品（トクホ、機能性表示食品、栄養機能食品）ではない健康食品は原則摂取を控えるべき**である。

7 品質のわからない健康食品より第3類医薬品や医薬部外品

医薬品は広告に非常に厳しい規制が課せられている。それは宣伝に乗せられてたくさん服用すればするほど健康になると考え、過剰摂取する人が出るのを抑えることが一つの大きな目的だからである。

その代わり医薬品の広告は一般的に打消し表示をする必要がない。たとえば「この咳止め薬の効果は個人の感想であり、効果には個人差がありますから効果を保証するものではありません」などの表示はしなくてよい。医薬品にも効果に個人差はあるが、確実に効果を得られる人がいることが科学的に証明されているからである。だからといって過剰摂取は抑制しなければならないので、医薬品では効果があまり強く宣伝されていない。

医薬品の分野では地味だが、健康食品の世界では結構よく目にする効果と同じような効果を標榜する第3類医薬品、または医薬部外品という分類の医薬品が販売されている。

その効果とはたとえば、〇〇酵素のような酵素がいっぱいの製品、体脂肪を減らす製品、グルコサミンやコンドロイチン硫酸が入った製品、睡眠薬ではない眠りにつける製品、ニンニクの入った滋養強壮製品、プラセンタに似た効果のある製品、アロエの入った便秘に効く製品、ビタミンがバランスよく入っている製品など種々ある。健康食品の世界で需要の多い効果の製品はすべてあると言っていい。

効果が若干怪しい健康食品を摂取している人に私が医薬部外品の製品をすすめると、拒否をされて、「医薬品には副作用があるが、健康食品にはない」とお応えになる人がいる。しかしこれは間違いである。

第3類医薬品とか医薬部外品は少々誤って摂取しても、事故が起きることがないような成分しか含まれていない。摂取量に対する危険性は健康食品よりずっと低い。なぜなら、第3類医薬品も医薬部外品も医薬品GMPに準拠して作られているから、含まれている成分含量にばらつきがあるとか、摂取してもお腹の中で溶解せずに体外へ出てしまう、といった製品は少ないと考えられるからである。そして第3類医薬品、医薬部外品のどちらにも書いてある効果には、一応それなりの科学的根拠が国によって保証されている。効果の根拠がしっかりしていないものは許可されないからである。

かつて市民講座で、それなりに愛用者がいる健康食品について「あまり効果がないと思います」と申し上げたところ、愛用している人が参加しており私が間違っている、と抗議に来られた。その方は、私が問題にした健康食品を摂取し始めて1週間もしないうちに長年の便秘が解消してその後体調もよくなり、化粧品のノリもよくなって一日も欠かせません、とおっしゃる。

そこで、それは大変よかったですね、でもあなたのお好きな天然酵素いっぱいで便秘に効果があって体調もよくなる医薬部外品の製品がありますよ、と紹介した。

数ヵ月後、私の講演会にその方がわざわざ来られて、「先生、先日のお話は本当にありがとうございました。先生がお話になられたとおり、健康食品の代わりに医薬部外品の製品を買って飲んでみましたが、効果は同じで、しかも1ヵ月にかかる費用が通販で購入していた4分の1になりました」と報告してくれた。

このように医薬品には書いてある効能が一応はあるはずなので、第3類医薬品や医薬部外品で同じ効果の製品があったら、医薬品系を選択するほうが間違いない。また医薬品だからといっても、第3類医薬品や医薬部外品は使用量を守っている限り副作用の心配はほとんどいらない。安全性に関しても健康食品よりは確保されている、と考えてよい。

8　保健機能食品制度を育てることが私たちのためになる

日本には健康食品を定義づける法律はないが、保健機能食品制度がある。この保健機能食品制度をみんなで育てることが私たちのためになる。それはなぜかお話ししたい。

保健機能食品とはトクホ、機能性表示食品、栄養機能食品をまとめた総称である（136ページ表3）。

このうちトクホは医薬品のように効果がその製品を摂取した人で確認できることを、国の機関が審査して認めたものである。言い換えると、表示された機能が確かにある製品のこと。

機能性表示食品は、企業が自社の製品の臨床効果を企業外のヒトで確かめ、その報告論文が認められれば企業が責任を持って届け出てその効果を表示する。または文献的にその機能が言えることを、企業が責任を持って証明し届け出てその効果を表示する製品である。

後者の場合、必ずしも表示された機能がその製品で保証されているかはヒト臨床試験で確かめられていないので、やや不安がある製品である。

栄養機能食品はn－3系脂肪酸とビタミン13種類、ミネラル6種類に関して決められた量を含む食品の機能を、国が決めた文言で表示できる制度である。ビタミン、ミネラルの機能に関しては、発見以来長い歴史を経て多くの効果が証明されているので、届け出は必要ない。製品の品質がしっかりしていればその効果は期待できる。

そこで、**なぜ保健機能食品制度を育てないといけないかというと、日本は現在健康食品が法律によって定義されていない、言わば無法地帯だからである。**申請のためにお金をかけて規制の多い製品を作るより、今までどおり製品の効能を上手なニュアンスで伝えたり、口コミで広めたりするほうが効率的だと事業者は考えるだろう。健康食品市場が広がる中、制度から外れた粗悪な健康食品が今以上に、世の中にあふれかえることになる。

さらに悪いことには、保健機能食品のように届け出なくても、医薬品に似たものを法律に抵触することなく販売できることを利用して悪質な詐欺を行い、消費者に多大な経済的被害を与えてしまう事故が発生しやすくなる。しかも届け出ていないので、違法であることが発覚し健康被害の発生が露見するまで時間がかかるケースが多くなるであろう。米国のように健康食品に関する立法も絶対必要である。

ただ現時点で制度としてあるのは保健機能食品制度なので、当面保健機能食品制度を育てることが日本の健康食品を安全に保つ方法と考える。そうしながら健康食品の立法化を今後も要求してゆきたい。

日本の保健機能食品のトクホ、機能性表示食品、栄養機能食品に関してその効果の科学的根拠は品質管理の問題を除けば、世界的に見てもかなり制度的にしっかりしてきている。機能性表示食品制度が発足した直後は、その効果の科学的根拠に関してだいぶ怪しい製品が出ていたが、現在はかなりよい傾向にあると見ている。効果面において今も機能性表示食品を批判している人たちが少なくないが、医薬品のように効果を期待しているからそう評価したくなるのである。医薬品的効果を健康食品に期待してはいけないから、ある意味その批判は当たらない。

品質に関して言えば、今回の紅麴問題を契機に国は大きなテコ入れを始め、錠剤、カプセルのような製剤的形状をとる製品については原材料からＧＭＰが義務化される。健康被害が発生したときにも、公表が遅くならないようほぼ医薬品と同じような新たな制度設計がなされた。

保健機能食品制度を育てるのに、国民の側からできることとして、保健機能食品以外の健康食品を購入しないようにしてみるという方法もあるだろう。そうすれば効果の裏付けがしっかりし、品質も確保された保健機能食品のみが販売される環境をつくることが可能となる。そうなればいずれ保健機能食品制度自体も、国際的に見て非常に優れた制度になると期待している。

9 『いわゆる「健康食品」に関するメッセージ』があなたを守る

食品安全委員会が２０１５年に「健康食品」に関する検討会を立ち上げた。当時、機能性表示食品制度がスタートに向けて動き出していたことから、健康効果をうたう食品制度への関心が高まっていた。一方で、長らく健康食品の安全性を問題視する声も上がっていた。

検討を重ね、「健康食品」で健康被害が出ることをなくしたい、という思いから出されたのが２０１５年12月の報告書『いわゆる「健康食品」に関するメッセージ』である。非常によく検討してあるものなので紹介したい。次に報告書の19のメッセージの表題だけ紹介する。ホームページには詳細な解説もあるので、できれば目を通していただきたい（食品安全委員会『「健康食品」に関する情報』の関連情報「健康食品に関するメッセージ」参照 https://www.fsc.go.jp/osirase/kenkosyokuhin.html)。

①「食品」でも安全とは限りません。
②「食品」だからたくさん摂っても大丈夫と考えてはいけません。
③同じ食品や食品成分を長く続けて摂った場合の安全性は正確にはわかっていません。
④「健康食品」として販売されているからといって安全ということではありません。
⑤「天然」「自然」「ナチュラル」などのうたい文句は「安全」を連想させますが、科学的には「安全」を意味するものではありません。
⑥「健康食品」として販売されている「無承認無許可医薬品」に注意してください。
⑦通常の食品と異なる形態の「健康食品」に注意してください。
⑧ビタミンやミネラルのサプリメントによる過剰摂取のリスクに注意してください。
⑨「健康食品」は、医薬品並みの品質管理がなされているものではありません。
⑩「健康食品」は、多くの場合が「健康な成人」を対象にしています。高齢者、子ども、妊婦、病気の人が「健康食品」を摂ることには注意が必要です。
⑪病気の人が摂るとかえって病状を悪化させる「健康食品」があります。
⑫治療のため医薬品を服用している場合は「健康食品」を併せて摂ることについて医師・薬

剤師のアドバイスを受けてください。
⑬「健康食品」は薬の代わりにはならないので医薬品の服用を止めてはいけません。
⑭ダイエットや筋力増強効果を期待させる食品には、特に注意してください。
⑮「健康寿命の延伸（元気で長生き）」の効果を実証されている食品はありません。
⑯知っていると思っている健康情報は、本当に（科学的に）正しいものですか。情報が確かなものであるかを見極めて、摂るかどうか判断してください。
⑰「健康食品」を摂るかどうかの選択は「わからない中での選択」です。
⑱摂る際には、何を、いつ、どのくらい摂ったかと、効果や体調の変化を記録してください。
⑲「健康食品」を摂っていて体調が悪くなったときには、まずは摂るのを中止し、因果関係を考えてください。

10　健康食品の購入は神社仏閣のお賽銭くらいに考える

「どうか希望の大学に合格しますように」と有名な神様がいる神社に参拝した人が、お賽銭を若干弾んだとしても、これで合格すると考えてそれからは勉強をいい加減にしたりはしない。むしろこれで神様も少しは味方してくれるかもしれない、と期待していっそう勉強に励むのが普通である。

商売繁盛、良縁祈願、交通安全祈願など人それぞれお参りでは願いを込めてお祈りする。この人たちも、参拝したから努力しなくても自分の希望がかなえられると考え、それからの生活をいい加減にはしないのが普通である。ましてや本当に病気の人が、病気の快癒を願って参拝したからもう病院へ行かなくてよい、などとは考えない。

健康食品もまったく同じで、宣伝がいっぱいされている健康食品を摂取したからといっていい加減な食生活をしていたら、効果はまったくないと考えるべきである。

むしろ神社参拝の気分で、「これからも真面目に暮らしますので元気でいられますように」という気持ちで健康食品を摂取するのがよい。神社仏閣にはそれぞれ参拝者に与える恩恵がさまざまであるが、健康食品のさまざまな恩恵は第6章に書いてあるので読み返して必要な保健機能食品を購入し、日々の真面目な食事と運動の一助にしていただきたい。

11 よき相談者を見つけよう

まず病気の状態にある人は、健康食品での治療はありえないから、病気の治療には使用しないときっぱり決めることである。

一方、第6章で取り上げたような「検査で基準値を超えた」「ダイエットしたい」「眠れない」といった病気ではない状態がある。ただ、それを放っておくと病気になってしまう。そうならないよう食生活の改善や運動と併用してトクホや機能性表示食品などの保健機能食品を摂取してみたいというとき、誰か相談できる人がいると助かるだろう。

医師や薬剤師、管理栄養士などが相談に乗ってくれるとよいが、この職種の人も実は健康食品についてあまりよく理解できていない人が多いのである。そのため相談すると、やめたほうがよい、と理由もなしに否定されてしまうことが結構ある。消費者は結局、自己判断で健康食品を使用することになる。

現在、保健機能食品問題に関しては消費者庁が管轄している。以前は厚労省の管轄で、同省は保健機能食品制度を発足させた直後に、アドバイザリースタッフという資格を作った。

アドバイザリースタッフは、健康食品に含まれる成分の機能や活用方法などについて、正しく情報を提供できる助言者だ。この通達にしたがって現在、健康食品管理士、NR・サプリメントアドバイザー、食品保健指導士の三つの認定資格を有する人が全国にいる。

この人たちは最新の情報を勉強しているので、かなり的確なアドバイスができる。しかしながら実際のところ人数的に少ない。そこで私は今、消費者自身が保健機能食品について学べる環境を提供している。興味のある人は日本食品安全協会のホームページに講座が開設されているのでぜひ勉強していただきたい（「保健機能食品講座」「演習で知識を磨こう！」https://www.jafsra.or.jp/）。

12 医療職のみなさん、保健機能食品を勉強してください

私は薬剤師会や医療系の大学などからも健康食品に関する講演を依頼されることが少なくない。そのたびに、患者さんが健康に関する相談をいちばんしたい相手のお医者さんや薬剤師さんの健康食品に関する知識不足を感じてきた。最近の日本の健康食品の状況、すなわち保健機能食品制度がどのようなしくみで、どのような製品が出ているかなど、まったくと言

っていいレベルでご存じない。

そのためか、前述のとおり患者さんが健康食品について相談をしても頭ごなしにダメと言われるケースがままある。すると誰にも相談をせずに、素人判断で摂取して健康被害に遭うこともないではないだろう。

薬剤師会や医療系の大学で行われた一般市民へのアンケート調査では、多くの人が健康食品のアドバイスを、まず薬剤師さんに、次にお医者さんにもらいたい、と回答している。

患者さんの要望があるにもかかわらず、なぜ長年、医療職のみなさんが健康食品について知ろうとしなかったのか推測はできる。さかのぼって1971（昭和46）年、健康食品の販売に関して強い規制をかける46通知というものが厚生省（当時）から発出された。そこにはこんな厳しい言葉が載っている。

「医薬品の範囲に属する物を食品として製造販売する業者に対しては、薬事法及びその他の関連法令に基づき、告発等の厳重な措置を講じられたいこと」

なぜここまで厳しい通達が出されたかというと、その頃の健康食品は、どんな病気でも治してしまうといった宣伝文句で一般の人々はだまされ、健康面でも金銭面でも被害が続出していたからである。当然ながらお医者さんや薬剤師さんからすれば、健康食品の世界はとんでもないものにしか見えなかったであろう。

1986年に、文部省（当時）で特定研究「食品機能の系統的解析と展開」が実施され、食品成分による体調調節機能を三次機能と命名し、該当する食品を機能性食品と定義した。この提言をもとに特定保健用食品、すなわちトクホが1991年に誕生した。

その後ビタミンの分類が医薬品から食品に変えられたことを契機に、栄養機能食品制度ができ、トクホと栄養機能食品を併せた保健機能食品制度が2001年にできる。そして当時の安倍内閣の規制改革の流れで機能性表示食品制度が2015年に発足した。

この機能性表示食品制度ができるまでは錠剤、カプセル型の健康食品は法律的には単なる食品で機能の訴求は違法であったから、患者さんが利用したい、という相談にお医者さんや薬剤師さんがやみくもに拒否しても、ある意味正しい対応であった。

ところが日本の機能性表示食品は、それなりの保健機能の表示が認められたことで、この10年近くで時代は大きく変化した。さらに昭和の頃と違って、ヒトによる臨床試験まで行われてエビデンスがある製品もある。そして表示されている機能は、血糖、血圧、コレステロール、中性脂肪、胃腸の調子、肥満、不眠、疲労、関節の不具合、心身ストレス、筋力低下、眼や鼻の不快感（花粉症）、末梢血管血流改善（冷え性）、認知機能（認知症予防）など、感染症以外の多くの疾患関連事項に対応している。

こうした現実は、医療現場で薬の処方をしたり、服薬指導をしたりするお医者さんや薬剤師さんにとって無視できない事態になっている。実際に、ルテインやゼアキサンチンなどの製品を患者さんにすすめている大学病院の眼科なども出始めている。したがって、お医者さん、薬剤師さんなどで患者さんと接する人は、少なくとも保健機能食品制度とその制度で扱われている製品の成分、その作用機構を勉強しておいていただきたい。

日本食品安全協会では、医療関係者向けの研修ができるようになっているので、挑戦されることをおすすめする。そして患者さんから気軽に健康食品の相談ができる医療職者になっていただけたらと願うのである。

13 日本の健全な発展のために健康食品法を

保健機能食品制度は国民の食生活改善の補助手段として、日頃の食生活に加えてとることにより健康状態をよくする目的が主となっている。そこでくり返し述べてきたが、保健機能食品のトクホ、機能性表示食品、栄養機能食品のすべてに「食生活は、主食、主菜、副菜を基本に、食事のバランスを。」との表示が義務づけられている。私は、生鮮食品を含む一般食品に対して保健機能表示ができるこの制度は、世界に類のない素晴らしい制度だと考えている。

発足当初のトクホは、「原則として、錠剤型、カプセル型などをしていない通常の食品形態の食品であること」が特別用途食品の許可要件の一つであった。だから錠剤、カプセル型は認められなかった（ただし、この要件は2001年の保健機能食品制度の創設後に削除）。このトクホでは、今まで健康障害として騒ぎ立てるような事故は発生していない。これは特記すべき事項である。

事故を起こしていない大きな要因は、制度設立の趣旨に一般食品であることが強く要求されており、その流れから現在も市販されているトクホの大半が一般食品であるからだ。しかしながら、最近少し錠剤タイプの製品が認められてきている。これらに対する品質管理の要求レベルは機能性表示食品と同レベルなので、やはりＧＭＰが義務化されることになった。

今回の紅麹問題を受けて、国はこのように保健機能食品制度の抜本的改革に着手している。このこと自体は歓迎すべきことである。だが、つぎはぎ的な政策による制度改革は複雑さを増して国民にとってわかりにくくなる可能性が高い。米国でも同じ危惧を抱き、ダイエタリーサプリメント健康教育法が作られた。この法律は制定後30年経過し米国はそれなりの問題を抱えながらも、健康面、経済面の両面から評価がなされ、一定の成果が上がっている。

日本で機能性表示食品制度が制定されるとき、米国のこの制度を真似たはずであるが、品質管理のあり方に関してはまったく真似しなかった。米国のダイエタリーサプリメントは原材料まで含めてｃＧＭＰに準拠して製造しなければならないが、この点まで同じようにして日本の制度が設定されていれば、今回の紅麹問題は発生しなかったと考えられる。ただ、今回の事故を受けてこの問題にもしっかりした解決策が示された。

日本の保健機能食品制度は、錠剤、カプセル型の食品と加工食品、生鮮食品の区分けを含め、食品の機能性の担保、品質管理のあり方、問題発生時の情報公開などをしっかり定めた健康食品法のような立法化が早期に望まれる。そうすれば、消費者も安心して利用できるであろうし大いに健康に資する。そのうえ保健機能食品を世界に販売してゆく大きな販路も開かれるものと期待できる。

おわりに

本書が読者のみなさんにとって、健康食品を生活によりよく取り入れる一助になればと願ってやまない。

これからも多くの魅力的な健康食品が登場してくるだろう。そのとき思い出していただきたいのは「健康食品≠医薬品（健康食品は医薬品ではない）」ということ。そしてまだま だ、製品によっては無害であるという保証はないという意識が必要である。

最も基本的な、健康食品とは何かをおさらいする。それは食生活で「主食、主菜、副菜を基本に、食事のバランスを」よくとって生活している人が摂取する場合に、初めて期待する効果が得られるものであるということ。けっして、病気を治したり暴飲暴食の免罪符になったりするものではないのである。

日本の健康食品制度である保健機能食品制度は、この精神でできている。そのため生鮮食品まで含んでいる世界に例を見ない素晴らしい制度である。しかしながら、保健機能食品のエビデンスはこれでよいのか、安全性は本当に確保されているのか、といった疑問が多く聞こえてきている。これらの指摘は的を射ている点も多々あり、こうした声で今後改善されてゆくと期待している。そしてこの制度を消費者がみんなでよりよくしてゆくことが重要である。

だからこそ、健康食品問題を行政に任せておくだけではいけないと考える。本書によってわれわれ消費者ひとりひとりが健康食品の何たるかを理解し、紅麹問題のような健康被害を出さないための教材として役立てていただきたい。

ただ読み返してみると私個人の見解的部分も散見され、誤解を生じたりする箇所があると考えている。本書をお読みになられた方々から、私の今後の活動の大きな糧にするべく忌憚ないコメントをいただければ幸甚に存ずる。

最後に私の心のうちにあふれ出てきた、若干怒りの気持ちを含めて書きつづった文章を上手に整えてくださった編集者の呉清美さんに深甚なる謝意を表します。

２０２４年12月

長村洋一

長村洋一
一般社団法人日本食品安全協会代表理事、一般社団法人日本GMP支援センター副理事長、鈴鹿医療科学大学客員教授（前副学長）、藤田医科大学名誉教授、薬剤師・薬学博士。岐阜薬科大学大学院博士課程修了後、現在の藤田医科大学にて臨床検査医学教育と研究に40年以上携わる傍ら、食品の有効性、安全性に関する幅広い調査研究活動を行う。2004年に健康食品を含む食に関する正しい情報を発信するため健康食品管理士認定協会（現・一般社団法人日本食品安全協会）を設立、医療職者を中心とした1万4000人近くの会員組織の理事長を務め、2022年より代表理事。著書に『長村教授の正しい添加物講義』（ウェッジ）がある。

講談社＋α《プラスアルファ》新書　882-1 B
健康食品《けんこうしょくひん》で死《し》んではいけない

長村洋一《ながむらよういち》 ©Yoichi Nagamura 2024
2024年12月11日第1刷発行

発行者――――― 篠木和久
発行所――――― 株式会社 講談社
東京都文京区音羽2-12-21 〒112-8001
電話 編集(03)5395-3522
販売(03)5395-5817
業務(03)5395-3615
KODANSHA
デザイン――――― 鈴木成一デザイン室
図版制作――――― 朝日メディアインターナショナル株式会社
カバー印刷――――― 共同印刷株式会社
印刷――――― 株式会社新藤慶昌堂
製本――――― 株式会社国宝社

ISBN978-4-06-536951-7